首都医科大学附属北京佑安医院

免疫相关性肝病

病例精解

金荣华 / 总主编

单　晶 / 主　编

U0333130

科学技术文献出版社
SCIENTIFIC AND TECHNICAL DOCUMENTATION PRESS
·北京·

图书在版编目（CIP）数据

首都医科大学附属北京佑安医院免疫相关性肝病病例精解 / 单晶主编. —北京：科学技术文献出版社，2021.5

ISBN 978-7-5189-7636-2

Ⅰ.①首… Ⅱ.①单… Ⅲ.①肝疾病—病案—分析 Ⅳ.① R575

中国版本图书馆 CIP 数据核字（2020）第 266949 号

首都医科大学附属北京佑安医院免疫相关性肝病病例精解

策划编辑：蔡　霞　责任编辑：蔡　霞　责任校对：王瑞瑞　责任出版：张志平

出　版　者	科学技术文献出版社	
地　　　址	北京市复兴路15号　邮编　100038	
编　务　部	(010) 58882938，58882087（传真）	
发　行　部	(010) 58882868，58882870（传真）	
邮　购　部	(010) 58882873	
官方网址	www.stdp.com.cn	
发　行　者	科学技术文献出版社发行　全国各地新华书店经销	
印　刷　者	北京地大彩印有限公司	
版　　　次	2021 年 5 月第 1 版　2021 年 5 月第 1 次印刷	
开　　　本	787×1092　1/16	
字　　　数	108千	
印　　　张	10.75	
书　　　号	ISBN 978-7-5189-7636-2	
定　　　价	98.00元	

编委会

肝病免疫科

首都医科大学附属北京佑安医院
免疫相关性肝病病例精解
编者名单

主　　编　单　晶

副主编　刘燕敏　黄云丽

编　　委　（按姓氏拼音排序）

边新渠　陈　杰　杜晓菲　韩　莹　韩伟佳

黄春洋　刘　丹　任　姗　任美欣　张小丹

秘　　书　韩　莹　黄春洋

主编简介

　　单晶　知名专家，主任医师。从事传染病临床、科研、教学工作三十余年，擅长各种肝病的诊断及治疗。

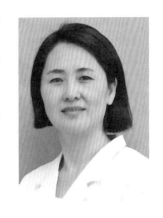

　　现任首都医科大学附属北京佑安医院肝病免疫科科主任，担任中国医院协会传染病医院分会自身免疫性肝病学组组长、北京医院协会医疗管理科学专业委员会常委等多个社会任职。

　　获得华夏医学科技奖、北京市优秀医院管理科研成果奖等多个奖项，获专利、软件注册权多项，参与国家自然科学基金等多项课题研究，发表学术论文 50 余篇。

序 言

首都医科大学附属北京佑安医院是一家以感染、传染及急慢性相关性疾病群体为主要服务对象和重点学科，集预防、医疗、保健、康复为一体的大型综合性医学中心，形成了病毒性肝炎与肝癌、获得性免疫缺陷综合征（艾滋病）与新发传染病、感染免疫与生物医学三大领域的优势学科。建有北京市肝病研究所、北京市中西医结合传染病研究所、国家中西医结合肝病重点专科、北京市乙型肝炎与肝癌转化医学重点实验室、北京市艾滋病重点实验室、北京市重大疾病临床数据样本资源库、首都医科大学肝病与肝癌临床研究所、北京市国际科技合作传染病转化医学基地。

作为感染性和传染性疾病的临床救治中心，首都医科大学附属北京佑安医院承担着北京市，乃至全国突发公共卫生事件及重大传染病的应急和医疗救治任务，积累了大量宝贵的临床经验。随着医学科技的进步，临床专业的划分与定位也日趋精细，对疾病诊疗精准化要求也不断提升。为让临床医师更好地掌握诊治思路、锻炼临床思维、提高诊疗水平，我们将收治的部分典型或疑难病例进行了分门别类的整理，并加以归纳总结和提炼升华，以期将这些宝贵的临床经验更好地留存和传播。

本套丛书是典型及疑难病例的汇编，是我院 16 个重点学科临床经验的总结和呈现，每个病例从主要症状、体征入手，通过病例特点的分析，逐步抽丝剥茧、去伪存真，最终找到疾病的本质，给予患者精准的诊疗。每个病例均通过对临床诊疗的描述，展示出编者的临床思维过程，最后再以病例点评的形式进行总结，体现了理论与实践的结合、多学科的紧密配合，是科室集体智慧的结晶，是编者宝贵经验的精华，相信对大家开拓临床思维、提高临床诊疗水平有所裨益。

本套丛书的编写得到了首都医科大学附属北京佑安医院广大专家们的大力支持和帮助，在此表示感谢。但由于水平有限，书中难免出现错漏之处；加之医学科学快速发展，部分观点需要及时更新，敬请广大读者批评指正。我们也将在提升医疗水平的同时，持续做好临床经验的总结和分享，与大家共同进步，最终惠及更多的同行与患者。

金荣华

前 言

随着甲型肝炎疫苗和乙型肝炎疫苗的普遍接种，丙肝直接抗病毒药物的应用，肝病疾病谱正在发生改变，病毒性肝炎患者逐年减少，非病毒性肝炎患者逐年增加，特别是自身免疫性肝病、自身免疫性疾病伴肝损伤及各类肝病伴自身免疫现象患者增加明显。以自身免疫性肝病及伴有自身免疫现象肝病患者为例，我院近 10 年来自身免疫性肝病门诊及住院年增幅分别达 19.5% 和 36.5%。此类疾病情况复杂，临床表现多样，鉴别困难，部分地区医院缺少疾病诊断的相关条件，临床检验、影像、病理等诊断技术水平参差不齐，误诊率、漏诊率较高，患者不能得到及时、规范的诊疗，致使病情迁延，影响患者的生活质量及远期预后。

肝作为人体的重要器官，其功能状态与全身各系统功能密切相关并相互影响；而风湿免疫性疾病也可以造成多系统损伤。当患者既有肝疾病的表现又有免疫性疾病的特点时，临床表现复杂，诊断困难，临床医生需要对错综复杂的情况进行梳理、分析、甄别，从而得出正确的诊断，制定科学、有效的治疗方案。

本书列举了 28 个常见自身免疫性肝病（自身免疫性肝炎、原发性胆汁性胆管炎、原发性硬化性胆管炎、重叠综合征等）、自身免疫性疾病伴肝损伤（红斑狼疮、干燥综合征等）、各种肝病合并自身抗体阳性疾病。本书包含了临床典型病例及

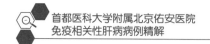

疑难病例，每个病例从病历摘要、病例分析、病例点评等多个方面进行了充分的阐述和分析，是各位编委多年临床经验的总结和交流。

　　本书的读者对象为临床肝病、风湿免疫或相关学科的医生、科研人员，医学生和其他专业医生也可参考、借鉴。希望读者可以从本书中得到帮助或启示。由于时间原因，部分病例资料仍稍欠完整，文字的疏漏错误之处也在所难免，衷心希望广大读者批评、指正。

目　录

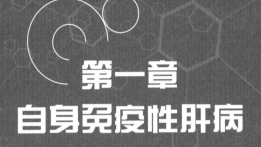

第一章
自身免疫性肝病

第一节　自身免疫性肝炎

■ 病例 1　吗替麦考酚酯治疗自身免疫性肝炎

🗒 病历摘要

【基本信息】

患者，男，59岁。主诉"反复肝功能异常1年余，加重1周"收入院。

1年多前无明显诱因出现乏力、食欲不振、尿黄，于当地医院就诊，诊断为"急性黄疸型肝炎"，经过保肝治疗后肝功

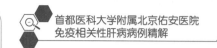
能好转出院。半年前复查肝功能正常。2个月前患者再次出现"乏力、尿黄、食欲不振",先后就诊于当地两家医院,经过保肝、降酶等治疗,患者自诉肝功能未见好转,故来我院住院治疗,给予积极保肝、退黄等治疗,并行肝组织活检,病理提示"自身免疫性肝炎",因患者股骨头坏死,未应用激素,保肝治疗谷丙转氨酶(ALT)下降至110 U/L出院。1周前复查时发现ALT升高至184.3 U/L,伴巩膜轻度黄染,深黄色尿,无发热、灰白便、皮肤瘙痒,无恶心、呕吐、腹痛、腹胀、腹泻,无皮疹、关节痛、光过敏、口干、眼干,入院治疗。

既往史: 高血压病史8年余,糖尿病病史4年余。4年前患股骨头坏死,可正常行走。

【体格检查】

T 36.5℃,BP 150/94 mmHg,P 90次/分,R 19次/分,神志清,精神可,皮肤、巩膜轻度黄染,肝掌(−),蜘蛛痣(−),肺呼吸音清,未闻及干、湿性啰音,心率90次/分,心律齐,各瓣膜听诊区未及病理性杂音,腹部平软,无压痛、反跳痛及肌紧张,肝脾肋下未触及,肝区无叩痛,移动性浊音(−),双下肢无水肿,四肢肌力及肌张力正常。

【辅助检查】

(1)实验室检查

白细胞(white blood cell,WBC)4.39×10⁹/L,血红蛋白(haemoglobin,HGB)147.0 g/L,血小板(platelet,PLT)111.0×10⁹/L;丙氨酸氨基转移酶(alanine aminotra nsferase,ALT)162.9 U/L,天门冬氨酸氨基转移酶(aspartate aminotrans-ferase,AST)92.1 U/L,总胆红素(total bilirubin,TBiL)

笔记

34.7 μmol/L，直接胆红素（direct bilirubin，DBiL）20.0 μmol/L，直胆 / 总胆（D/T）0.58，总蛋白（total protein，TP）64.6 g/L，白蛋白（albumin，ALB）32.3 g/L，球蛋白（globulin，GLB）32.3 g/L，尿素氮（blood urea nitrogen，BUN）3.78 mmol/L，肌酐（creatinine，Cr）52.7 μmol/L，尿酸（uric acid，UA）126.2 μmol/L，血糖（blood glucose，GLU）7.22 mmol/L，总胆固醇（total cholesterol，TC）4.16 mmol/L，γ - 谷氨酰转肽酶（γ-glutamyl transpeptidase，γ-GT）312.3 U/L，碱性磷酸酶（alkaline phosphatase，ALP）116.8 U/L，前白蛋白（prealbumin，PA）121.3 mg/L，总胆汁酸（total bile acid，TBA）67.1 μmol/L，胆碱酯酶（choline esterase，CHE）4941.0 U/L；凝血酶原活动度（prothrombin time activity，PTA）92.0 %；甲胎蛋白（α-fetoprotein，AFP）28.91 ng/mL；病毒性肝炎相关指标阴性；肝抗原谱：抗可溶性肝抗原 / 肝胰抗原（anti-soluble liverantigen，SLA/anti-liverspeciticprotein，LP）抗体（−），抗肝肾微粒体（LKM-1）抗体（−），抗肝细胞溶质抗原（LC-1）（−）；抗核抗体（antinuclear antibody，ANA）阳性（1∶1000）核颗粒、胞浆颗粒，抗平滑肌抗体（anti-smoothmuscleantibody，SMA）阳性（1∶320），抗细胞骨架抗体阳性（1∶320）；免疫球蛋白：IgG 22.3 g/L，IgA 1.94 g/L，IgM 1.13 g/L；补体：C3 0.93 g/L，C4 0.103 g/L；硫唑嘌呤甲基转移酶基因检测结果：*TPMT*3/T* 未检出，*TPMT*3/C* 检出。

（2）影像学检查

超声提示弥漫性肝病表现，门静脉增宽，肝内多发片状低回声（性质待定），肝囊肿（多发），胆囊肿大，胆囊息肉样病变（多发），胆囊壁毛糙，右肾结石，目前未探及腹水。髋关节 CT 检查提示股骨头坏死。

【诊断及诊断依据】

诊断：自身免疫性肝炎，低蛋白血症，2 型糖尿病，高血压 2 级高危组，股骨头坏死，肝囊肿，胆囊息肉，胆囊炎，左肾囊肿，右肾结石。

诊断依据：患者为中老年男性，病程 1 年，反复肝功能异常 1 年余，既往有股骨头坏死病史。入院查体：皮肤巩膜轻度黄染，腹软，无压痛、反跳痛，肝脾未触及，移动性浊音（-），肝区叩痛（-），双下肢无水肿。实验室检查肝功能异常，以转氨酶升高为主，外院多次实验室检查嗜肝病毒阴性，自身免疫指标异常，ANA、SMA 阳性，IgG 升高，1 个月前于我院行肝穿刺活检回报为自身免疫性肝炎（AIH），腹部超声提示弥漫性肝病表现，AIH 综合诊断积分 16 分，自身免疫性肝炎诊断成立。

【治疗及预后】

入院后给予保肝降酶治疗。监测肝功能仍反复波动，患者存在股骨头坏死，并且 TPMT 为功能缺陷型，应用激素及硫唑嘌呤风险较高，故无法采用 AIH 一线药物治疗，与患者充分沟通后，选用吗替麦考酚酯胶囊（0.5g，2 次 / 日）治疗。患者病情稳定后出院。

【随访】

患者出院后继续吗替麦考酚酯胶囊治疗，3 个月后随访肝功能、免疫球蛋白正常。此后患者定期随访至 2 年，肝功能正常。

病例分析

1. 自身免疫性肝炎（autoimmune hepatitis，AIH）治疗的用药选择

AIH 患者一般优先推荐泼尼松（龙）和硫唑嘌呤联合治疗方案，联合治疗可显著减少泼尼松（龙）剂量及不良反应。欧洲肝病学会 AIH 指南建议在使用泼尼松（龙）2 周出现显著生化应答后再加用硫唑嘌呤，也是一个值得借鉴的治疗策略。激素单药治疗适用于合并血液病特别是血细胞减少、巯基嘌呤甲基转移酶（TMPT）功能缺陷、妊娠或拟妊娠、并发恶性肿瘤的 AIH 患者。已有肝硬化表现者多选择泼尼松（龙）单药治疗并酌情减少药物剂量。被诊断"AIH 可能"患者也可以单剂应用泼尼松（龙）进行试验性治疗。对标准治疗无效或不能耐受标准治疗不良反应的患者，可以选择二线治疗方案，目前已有应用吗替麦考酚酯、环孢素、他克莫司（TAC）、6- 巯基嘌呤、甲氨蝶呤、抗肿瘤坏死因子等治疗难治性 AIH 的报道。

2. 吗替麦考酚酯在临床上的应用

吗替麦考酚酯（mycophenolate mofetil，MMF），又名骁悉，是一种被广泛应用的器官移植免疫抑制剂。它是在标准治疗效果不佳患者中应用最多的替代免疫抑制剂。泼尼松联合 MMF（MMF 具有多种药理活性，用于肾、肝、心和肺的移植，还可以治疗自身免疫性疾病、眼科疾病、肿瘤等，在临床上发挥了巨大的作用）作为 AIH 的一线治疗，可使 88% 的患者出现完全生化应答（即血清生化和血清 IgG 水平恢复正常），而且生化应答往往在治疗开始后的 3 个月内；12% 的患者出现部分

笔记

生化应答。临床上，MMF 在不能耐受硫唑嘌呤治疗的患者中具有补救治疗作用，而对硫唑嘌呤无应答的患者中 MMF 的疗效也较差。另外，在胆汁淤积性 AIH 患者中（如糖皮质激素）疗效欠佳也可考虑加用小剂量 MMF 治疗，以避免硫唑嘌呤诱导胆汁淤积的不良反应。当然，MMF 也存在药动学个体间差异大、消化道（如腹痛、腹泻和骨髓抑制等）不良反应，这就需要在临床应用中密切关注，监测其血药浓度，减少不良反应，提高抗排斥药物的疗效。

病例点评

此例患者为中老年男性，伴有股骨头坏死，AIH 治疗分为激素单药治疗和激素联合免疫抑制剂治疗，老年患者应首选联合治疗，TPMT 基因检测结果：虽 TPMT*3/T 未检出，但 TPMT*3/C 检出，该基因表现为硫唑嘌呤甲基转移酶功能缺陷，患者股骨头坏死属于糖皮质激素应用禁忌证，二代糖皮质激素布地奈德在肝首过清除率高，全身不良反应较少，但因中国大陆尚无此药销售，患者无法获得，免疫抑制剂硫唑嘌呤也不能应用，所以根据指南采用二线免疫抑制剂吗替麦考酚酯治疗。

参考文献

1. CZAJA A J. Diagnosis and management of autoimmune hepatitis：Current status and future directions. Gut Liver，2016，10（2）：177-203.

2. LIBERAL R，KRAWITT E L，VIERLING J M，et al. Cutting edge issues in autoimmune hepatitis. J Autoimmun，2016，75：6-19.

3. PARK S W，UM S H，LEE H A，et al. Mycophenolate mofetil as an alternative

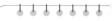

treatment for autoimmune hepatitis. Clin Mol Hepatol，2016，22（2）：281-285.

4. CROPLEY A，WELTMAN M. The use of immunosuppression in autoimmune hepatitis：A current literature review. Clin Mol Hepatol，2017，23（1）：22-26.

5. EFE C，HAGSTROM H，YTTING H，et al. Efficacy and safety of mycophenolate mofetil and tacrolimus as second-line therapy for patients with autoimmune hepatitis. Clin Gastroenterol Hepatol，2017，15（12）：1950-1956.e1.

6. BERETTA-PICCOLI B T，MIELI-VERGANI G，VERGANI D. Autoimmune hepatitis：Standard treatment and systematic review of alternative treatments. World J Gastroenterol，2017，23（33）：6030-6048.

7. ZIZZO A N，VALENTINO P L，SHAH P S，et al. Second-line agents in pediatric patients with autoimmune hepatitis：A systematic review and meta-analysis. J Pediatr Gastroenterol Nutr，2017，65（1）：6-15.

8. DE LEMOS-BONOTTO M，VALLE-TOVO C，COSTABEBER A M，et al. A systematic review and meta-analysis of second-line immunosuppressants for autoimmune hepatitis treatment. Eur J Gastroenterol Hepatol，2018，30（2）：212-216.

9. ROBERTS S K，LIM R，STRASSER S，et al. Efficacy and safety of mycophenolate mofetil in patients with autoimmune hepatitis and suboptimal outcomes after standard therapy. Clin Gastroenterol Hepatol，2018，16（2）：268-277.

（任美欣）

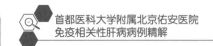

病例 2　可溶性肝抗原阳性的自身免疫性肝炎肝硬化的治疗

病历摘要

【基本信息】

患者，女，48 岁。主诉"肝病史 6 年"收入院。

6 年前体检时发现转氨酶升高。无乏力、皮肤瘙痒、恶心、肝区不适等症状。于当地医院就诊，结合肝穿刺病理检查考虑诊断为"自身免疫性肝病"，给予熊去氧胆酸（UDCA）250 毫克 / 次，每日 3 次，安络化纤丸等对症治疗后好转。4 年前携带病理切片至某医院会诊，诊断为"原发性胆汁性肝硬化 Ⅰ ～ Ⅱ 期，并考虑重叠轻度 DILI"，继续应用 UDCA 治疗，效果不佳，肝功能仍反复波动。8 个月前复查 ALT 208.4 U/L，AST 153.8 U/L，ALP 132 U/L，γ–GT 72.9 U/L，TBiL 68.87 μmol/L，DBiL 43.54 μmol/L，ALB 34.1 g/L，WBC 2.93 × 10^9/L，PLT 78 × 10^9/L，IgG 30.3 g/L，IgM 2.66 g/L，PTA 59.74%，肝硬度 32.8 kPa。为进一步诊治于我科住院，完善检查提示 SLA 抗体、SMA、ANA 阳性，IgG 升高，嗜肝病毒学均为阴性，遗传代谢肝病检查未见异常，B 超提示"肝硬化，脾大，腹水"，我院病理科会诊当地病理切片，病理诊断为"自身免疫性肝炎"，AIH 综合诊断积分 16 分，明确诊断"自身免疫性肝炎肝硬化失代偿期"，给予保肝对症、支持治疗，同时加用激素治疗，病情平稳后，激素逐渐减量，复查肝功能正常，本次调整激素方案再次入院。

既往史、个人史及家族史：4 年前行子宫肌瘤剔除手术，有磺胺类药物过敏史。否认性病史。否认长期服药史及毒物接触史。否认长期大量饮酒史。否认肝病家族史、肿瘤家族史。

【体格检查】

神志清，精神可。面色晦暗，肝掌（＋），蜘蛛痣（－），皮肤、巩膜无明显黄染。心肺未见异常。腹平软，无压痛、反跳痛及肌紧张，脾肋下一指未触及，Murphy 征可疑阳性，移动性浊音（－），肠鸣音正常，双下肢无水肿，神经系统查体无异常。

【辅助检查】

（1）实验室检查

ALT 9.3 U/L，TBiL 22 μmol/L，DBiL 8.9 μmol/L，PTA 85%；ANA 阳性（1∶320）核仁、核均质；AMA（－）；SMA 阳性（1∶100）。肝抗原谱 SLA/LP（＋＋）。IgG（M2）＜25 RU/mL；IgG 13.8 g/L。

（2）影像学检查

腹部 CT 提示：①肝硬化伴纤维化可能，脾大，侧支循环形成，腹水；②双肾囊肿。胸部 CT 提示：①左肺上叶肺大疱；②双侧胸膜增厚。胃镜提示：食管静脉曲张（中度），门脉高压性胃病。超声心动图：左心室舒张功能减低。

（3）病理学检查

肝组织活检：切片内见 9 个中小汇管区，间质轻度纤维化，常连有纤维间隔分隔周围肝实质，导致局部小叶结构紊乱，间质中至重度单个核细胞浸润，中度界面炎，汇管区及间

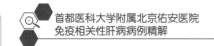

隔周围可见再生菊形团。小叶内散见多个小坏死灶，窦细胞反应较活跃。MUM1 免疫染色：汇管区间质及界面均可见较多阳性细胞，小叶内也可见多个阳性细胞。诊断结果：符合 AIH；肝硬化。免疫组化：HBsAg（－），HBcAg（－），CK7（胆管＋），CK19（胆管＋），MUM1（浆细胞＋）。

【诊断及诊断依据】

诊断：自身免疫性肝炎肝硬化失代偿期，脾功能亢进，侧支循环形成，食管静脉曲张中度，门脉高压性胃病，腹水。

诊断依据：患者反复肝功能异常，我院查 SLA、SMA、ANA 阳性，IgG 升高，嗜肝病毒学均为阴性，遗传代谢肝病方面未见异常，肝穿刺病理提示中度界面炎，汇管区及间隔周围可见再生菊形团。小叶内散见多个小坏死灶，窦细胞反应较活跃。MUM1 免疫染色，汇管区间质及界面均可见较多阳性细胞，AIH 综合诊断积分 18 分（治疗后），简易评分 8 分。

【鉴别诊断】

原发性胆汁性胆管炎（primary biliary cholangitis，PBC）：主要见于女性患者，乏力和瘙痒是比较突出的临床症状，生化学 ALP 和 γ-GT 升高较早，胆红素一般轻中度升高，自身抗体 AMA 或线粒体抗体 M2 亚型阳性。病理提示肝内小胆管慢性非化脓性破坏性胆管炎，该患者不符合上述表现，不考虑该诊断。

原发性硬化性胆管炎（primary sclerosing cholangitis，PSC）：是慢性胆汁淤积性疾病，其特征为肝内外胆管进行性炎症和纤维化，进而导致多灶性胆管狭窄，最终发展为肝硬化、门静脉高压和肝功能失代偿。主要见于 40 岁左右男性，主要症状是乏力和瘙痒，其次是黄疸和消瘦，可合并溃疡性结肠炎，95% 的患者血清 ALP > 3 ULN，ALT/AST 比值通常 < 5 ULN。组织学特征为胆道系统的纤维化改变。该患者不符合上述表现，故不考虑该诊断。

病毒性肝炎：很多嗜肝病毒都可诱发自身免疫反应，该患者嗜肝病毒学指标阴性，故不考虑该诊断。

【治疗】

患者入院后复查，肝功能正常，但肝穿刺病理提示肝损伤较重，将泼尼松龙从 12.5 mg/d 加量至 20 mg/d 出院，嘱患者定期复查。

【随访】

患者出院后无不适，4 个月后复查肝脏硬度降至 24.7 kPa，激素减至 10 mg，联合吗替麦考酚酯维持治疗，定期复查肝功能、免疫球蛋白正常。

病例分析

1. AIH 患者抗肝可溶性抗原抗体（soluble liver antigen antibody，SLA）阳性

AIH 的诊断标准中包含抗 SLA/LP 抗体。1983 年，Berg 首次报道了 LP 抗原抗体。通过补体结合试验检测抗 LP 抗体，通过分析大样本 AIH 患者是否存在抗 LP 抗体，他们得出结论，这些抗体可能定义了一个单独的 AIH 亚组，他们建议将其称为 3 型 AIH。值得注意的是，研究显示，4/128 例慢性乙型或 HCV 患者通过酶联免疫吸附试验检测出抗 LP

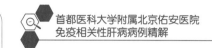

抗体阳性。然而，由于缺乏外部验证，对这些抗体的测试没有进入临床实践。1987年，Manns小组报告了针对SLA的抗体，这是一种在各种物种的肝匀浆上清液中发现的抗原，并鉴定了一部分AIH患者，他们检测出抗SLA阳性但不是其他AIH相关抗体。IIF无法检测到抗SLA，但是基于使用胞质肝细胞部分的免疫测定。这一观察结果再次提出了3型AIH的建议，将AIH患者定义为仅针对抗SLA的阳性。当时使用的常规AIH相关抗体1∶80，因此，高于国际自身免疫性肝炎小组（IAIHG）随后推荐的Cut-off值，导致假设抗SLA是唯一的AIH患者的自身抗体。

后来抗LP和抗SLA被认为是相同的抗体，目前被命名为抗SLA/LP抗体。1992年首次报道的靶抗原随后由3个未连接的研究组在分子水平上鉴定，由此建立了商业化的酶联免疫吸附剂测定和斑点印迹分析，令人遗憾的是，抗SLA/LP抗体的敏感性较低。

2. 肝功能正常不等于肝炎症损伤停止

患者在前次出院后于当地医院复查肝功能正常，此次入院后复查肝功能、免疫球蛋白均正常，但复查肝穿刺病理检查提示，中度界面炎，汇管区及间隔周围可见再生菊形团，小叶内散见多个小坏死灶，窦细胞反应较活跃，考虑肝内仍有较为活跃的肝炎症损伤。故无法将激素减量，相反，需将激素加量，继续治疗。

病例点评

此例患者诊断治疗分为 2 个阶段，起初诊断为 PBC，足量 UDCA 疗效欠佳。未重视自身抗体检测，未及时明确 AIH 诊断；后来我院完善了自身抗体，特别是 SLA 抗体的检测，此患者 SLA 阳性，对诊断 AIH 具有较高特异性。SLA 不在自身抗体常规检测范围，故当自身免疫性肝病患者经正规治疗后肝功能仍反复异常者，需进一步检测 SLA 抗体。此患者另外一个特点是肝病进展情况与病理不一致，故肝功能正常患者（如无创影像学检测）病情仍有进展的可能，需考虑肝穿刺进一步明确肝组织情况，及时调整治疗，特别是对 SLA 抗体阳性的患者，更应注意疾病进展的监测。

参考文献

1. LOHSE A W，MANNS M，DIENES H P，et al. Experimental autoimmune hepatitis：disease induction，time course and T-cell reactivity. Hepatology，1990，11（1）：24-30.

2. VOEHRINGER D，BLASER C，GRAWITZ A B，et al. Break of T cell ignorance to a viral antigen in the liver induces hepatitis. J Immunol，2000，165：2415-2422 .

3. DJILALI-SAIAH I，LAPIERRE P，VITTOZI S，et al. DNA vaccination breaks tolerance for a neo-self antigen in liver：a transgenic murine model of autoimmune hepatitis. J Immunol，2002，169（9）：4889-4896 .

4. DERKOW K，LODDENKEMPER C，MINTERN J，et al. Differential priming of CD8 and CD4 T-cells in animal models of autoimmune hepatitis and cholangitis. Hepatology，2007，46（4）：1155-1165.

5. ZIERDEN M，KÜHNEN E，ODENTHAL M，et al. Effects and regulation of autoreactive CD8$^+$ T cells in a transgenic mouse model of autoimmune hepatitis.

Gastroenterology, 2010, 139（3）: 975-986, 986.e1e3.

6. HINTERMANN E, EHSER J, CHRISTEN U. The CYP2D6 animal model: How to induce autoimmune hepatitis in mice. J Vis Exp, 2012（60）: 3644.

7. LAPIERRE P, DJILALI-SAIAH I, VITOZZI S, et al. A murine model of type 2 autoimmune hepatitis: Xenoimmunization with human antigens. Hepatology, 2004, 39（4）: 1066-1074.

8. LAPIERRE P, BÉLAND K, DJILALI-SAIAH I, et al. Type 2 autoimmune hepatitis murine model: the influence of genetic background in disease development. J Autoimmun, 2006, 26（2）: 82-89.

9. LAPIERRE P, BÉLAND K, MARTIN C, et al. Forkhead box p3+ regulatory T cell underlies male resistance to experimental type 2 autoimmune hepatitis. Hepatology, 2010, 51（5）: 1789-1798.

10. LAPIERRE P, BÉLAND K, YANG R, et al. Adoptive transfer of ex vivo expanded regulatory T cells in an autoimmune hepatitis murine model restores peripheral tolerance. Hepatology, 2013, 57（1）: 217-227.

11. EHSER J, HOLDENER M, CHRISTEN S, et al. Molecular mimicry rather than identity breaks T-cell tolerance in the CYP2D6 mouse model for human autoimmune hepatitis. J Autoimmun, 2013, 42: 39-49.

（刘丹）

病例3　药物性肝损伤诱导的自身免疫性肝炎

病历摘要

【基本信息】

患者，男，30岁。主诉"发现肝功能异常1年，腹胀2周"收入院。

1年前饮酒后出现上腹痛，呈中等程度向后背放射，无发热、皮肤黄染等症状。在当地医院检查发现肝功能异常，来我院门诊查 ALT 400 U/L，AST 312 U/L，TBiL 16 μmol/L，病毒指标阴性，腹部超声未见异常，服用保肝药物后肝功能恢复正常。5个月前于我院复查 ALT 173.3 U/L，AST 304.7 U/L，TBiL 22.5 μmol/L，病毒指标阴性，自身抗体阴性，超声提示肝门部低回声结节，胃镜提示反流性食管炎，于我院行肝穿刺活检，诊断药物性肝损伤（DILI），给予保肝等治疗好转出院，但肝功能持续轻度异常。2周前腹胀。1周前复查超声提示肝内结节，为进一步诊治来我院。自发病以来精神可，情绪紧张，食量无变化，睡眠差，小便正常，大便正常，体重无变化。2010年前应用治疗皮肤病药物及中药，近期曾外用皮肤病制剂（中草药成分）。

【体格检查】

T 36.5℃，BP 125/70 mmHg，P 82次/分，R 20次/分。神志清，精神可。皮肤、巩膜轻度黄染。双肺呼吸音清，未闻及干、湿性啰音。心律齐，各瓣膜听诊区未闻及病理性杂音。腹

笔记

15

平软，无压痛、反跳痛及肌紧张，肝脾肋下未触及，肝区叩痛
（－），移动性浊音可疑阳性，双下肢无水肿。神经系统查体未
见异常。

【辅助检查】

（1）实验室检查

甲、乙、丙、戊型肝炎病毒学指标均（－）。IgG 23 g/L。肝
功能变化见图 3-1，红色箭头表示激素开始应用日期；免疫指标
变化见表 3-1。

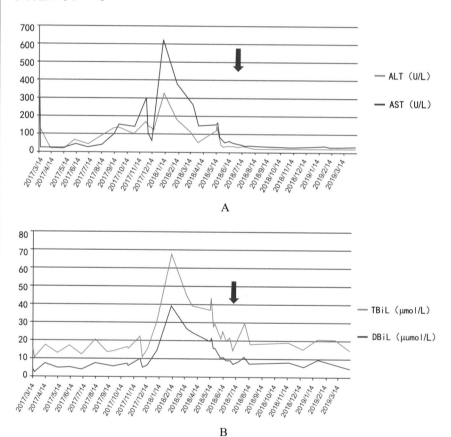

A

B

笔记

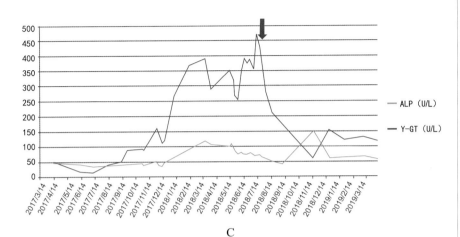

C

图 3-1 肝功能变化

表 3-1 免疫指标变化

日期	ANA	AMA	LKM	ANCA
2017 年 3 月 15 日	（-）	（-）	（-）	
2017 年 10 月 30 日	1 : 100	（-）	（-）	
2018 年 4 月 2 日	1 : 320	（-）	（-）	
2018 年 5 月 17 日	1 : 320	（-）	（-）	1 : 32
2019 年 1 月 24 日	1 : 100	（-）	（-）	

（2）影像学检查

腹部增强 CT（2018 年 5 月 21 日）：①肝硬化伴再生结节形成及纤维化形成可能性大，脾大，侧支循环形成，少量腹水；②右肾囊肿。腹部超声（2018 年 5 月 23 日）：肝内多发可疑结节性质待定，建议进一步检查，胆囊壁毛糙增厚，腹水少量。

腹部超声（2018 年 5 月 15 日）：肝内多发可疑结节性质待定，建议进一步检查，胆囊壁毛糙，腹水少量。

上腹部 MR 增强（2018 年 5 月 28 日）：①肝硬化伴肝纤

17

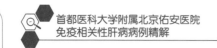

维化，脾大，侧支循环形成，少量腹水；②右肾小囊肿。

心脏超声（2018 年 6 月 6 日）：左心室假腱索，二尖瓣反流少量，三尖瓣反流少量。

复查肝穿刺病理提示多小叶坏死塌陷带，胶原沉积，塌陷带内混合性炎细胞浸润，细胆管反应增生，少数肝细胞分化，肝实质内融合坏死及桥接坏死塌陷带，浆细胞不多见，少量铁沉积。

【诊断及诊断依据】

诊断：药物诱导的自身免疫性肝炎，腹水，脾功能亢进，广泛性焦虑障碍。

诊断依据：患者为青年男性，慢性病程。既往应用中成药及外用药。反复肝功能异常，嗜肝病毒（－），遗传代谢指标未见异常，RUCAM 评分 9 分（首次发病时），简易评分 6 分，ANA（1∶320），ANCA（1∶32），IgG 升高，腹部核磁提示肝硬化伴肝纤维化，脾大，侧支循环形成，少量腹水，综合患者病史、实验室、肝穿刺病理及影像学检查，考虑上述诊断。

【鉴别诊断】

原发性胆汁性肝硬化（primary biliary cirrhosis，PBC）：是慢性胆汁淤积性自身免疫性肝病，以肝内胆汁淤积，肝内小胆管进行性、非化脓性炎症性破坏为特征，可进行性进展至肝硬化甚至肝衰竭。约 90% 患者为女性。该患者为青年男性，自身抗体指标及肝穿刺不支持，可除外。

原发性硬化性胆管炎（primary sclerosing cholangitis，PBC）：是慢性胆汁淤积性疾病，其特征为肝内外胆管进行性炎症和纤维化，进而导致多灶性胆管狭窄，最终发展为肝硬化、门静脉高压和肝功能失代偿。患者虽有胆汁淤积，但 MRCP 及肝穿刺不支持，可除外。

酒精性肝病：是由于长期大量饮酒导致的肝病。初期通常表现为脂肪肝，进而可发展成酒精性肝炎、肝纤维化和肝硬化。患者否认长期大量饮酒史，可除外。

【诊疗及预后】

入院后完善相关检查，给予保肝、改善胆汁淤积等治疗。行肝穿刺活检术及腹部增强 CT 评估病情，加用甲泼尼龙 30 mg，每日 1 次治疗，激素逐渐减至 10 mg，每日 1 次。诊断为药物诱导的自身免疫性肝炎。患者精神紧张，焦虑，请精神心理科会诊，考虑广泛性焦虑障碍，给予劳拉西泮治疗，同时加强心理疏导后好转。随访至 1 年，肝功能正常，情绪平稳。

病例分析

1. 药物性肝损伤（drug-induced liver injury，DILI）与自身抗体阳性

DILI 的发病机制较为复杂，目前尚未明确，一般分为药物的直接肝毒性和特异质性肝毒性作用。特异质性 DILI 临床上常见，个体差异明显，且临床表现多样，与自身免疫性肝炎（AIH）鉴别有一定困难。DILI 伴自身抗体阳性有 3 种临床类型。

在 AIH 基础上出现 DILI：AIH 是一种由针对肝细胞的自身免疫反应所介导的肝脏实质炎症，以血清自身抗体阳性、高 IgG 和（或）γ-球蛋白血症、肝组织学上存在界面性肝炎为特点。

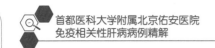

药物诱发的 AIH：属 AIH 范畴，已知 AIH 基础上有新的药物介入，对此类患者建议按照 AIH 治疗。

AIH 样 DILI（AL-DILI）：属于 DILI 范畴，但肝损伤同时伴有血清免疫球蛋白显著升高，外周血中可能检测到多种自身抗体，如 ANA、SMA、LKM-1 阳性，偶可表现为 AIH 或类似 PBC 和 PSC 等自身免疫性肝病，多无发热、皮疹、嗜酸性粒细胞增多等表现，偶见 AMA 阳性；往往呈慢性病程，表现为 AIH 样症状，但急性发作也可致肝衰竭，对糖皮质激素应答良好且停药后不易复发，支持 AL-DILI 的诊断。肝组织学检查也是鉴别 AL-DILI 和经典 AIH 的主要手段之一，汇管区中性粒细胞、嗜酸性粒细胞浸润及肝细胞胆汁淤积等多见于 AL-DILI，浆细胞浸润、肝细胞呈"玫瑰花环样"改变和淋巴细胞穿入现象则是 AIH 的典型病理表现。

3 种临床类型在疾病早期难以明确诊断，如患者病情较轻，可以给临床观察时间，但大部分患者特别是女性患者可出现较重的临床症状，且病情可反复发作，最终发展为重度肝纤维化或肝硬化，甚至肝衰竭，故此类患者需早期给予治疗，同时判断疗效，以免错失治疗时机，也要寻找早期鉴别上述疾病的指标。

2. ANCA 抗体阳性

ANCA 是一类以中性粒细胞和单核细胞胞质成分为靶抗原的自身抗体，一般临床上能检测到 2 种常见的 ANCA 荧光类型：①胞质型 ANCA（c-ANCA）：靶抗原为蛋白酶（PR），与自身免疫性血管炎有着密切联系。②核周型 ANCA（p-ANCA）：主要识别髓过氧化物酶（MPO）、组织蛋白酶 G、乳铁蛋白等，可在 AIH 和 PSC 患者中检测到。

有研究显示，p-ANCA 阳性的 AIH 患者炎症活动明显，预后更差。有报道称，乙肝肝硬化失代偿期患者 ANCA 检出率明显升高，且 ANCA 阳性率与 ALT、AST 升高有一定相关性，提示 ANCA 与肝炎症活动可能有一定关系。患者肝坏死严重时，ANCA 阳性，且滴度较高，不除外 ANCA 为预后不佳的预测指标。

3. 精神因素影响肝损伤

抑郁、焦虑等精神疾病可造成机体免疫力降低、炎症反应增加，其机制可能是抑郁改变了下丘脑 – 垂体 – 肾上腺轴，促进神经内分泌改变及促炎因子的释放，导致机体某些炎症因子分泌异常，介导非特异性炎症反应进程，可能引起机体多脏器的损伤、促进恶性肿瘤的发生发展。精神因素可能是肝病患者肝损伤加重的诱因之一。

【病例特点】

该病例的特点是 DILI 合并自身抗体阳性，且快速进展至肝硬化。分析该患者有外用皮肤药物应用史，反复肝功能异常，起病时自身抗体阴性、免疫球蛋白正常，ALT 多数是波动在 100 U/L 左右。肝穿刺病理提示中央静脉周围存在范围较大的融合坏死带、桥接坏死带，虽然给予保肝治疗，但肝功能仍反复异常，ANCA 阳性，考虑患者存在 DILI 诱导的自身免疫性肝炎。

该例患者因工作、生活精神压力较大，本身即存在焦虑，经常心烦意乱、失眠，紧张时易搓手、皱眉、手心多汗，严重时来回走动、不能静坐，符合广泛焦虑障碍的诊断。患肝损伤

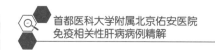

之后加重了其焦虑情绪，焦虑本身也会加重肝炎症损伤，加速疾病的进展。通过有效的心理干预及药物抗焦虑治疗后，患者情绪稳定，焦虑状态缓解，肝功能好转。

病例点评

此例患者首诊 DILI，虽已停用可疑药物，但病情仍持续快速发展，6 个月后影像学已提示肝硬化表现，分析患者存在 2 个特点：①随诊复查中出现自身抗体阳性；②患者病后出现广泛性焦虑障碍。患者起病初期临床诊断药物性肝损伤，疾病进展过程中出现自身抗体伴 IgG 升高，最终进展为药物性肝损伤诱导自身免疫性肝炎。故对于被诊断为 DILI、已停用可疑药物但肝功能持续异常的患者，不能只给予保肝药物，需考虑是否存在其他原因，如药物诱导 AIH，药物伴自身免疫，也应注意其心理状态。

参考文献

1. MCKINNEY E F, WILLCOCKS L C, BROECKER V, et al. The immunopathology of ANCA-associated vasculitis. Semin Immunopathol, 2014, 36（4）：461-478.

2. CORNEC D, CORNEC-LE GALL E, FERVENZA F C, et al. ANCA-associated vasculitis - clinical utility of using ANCA specificity to classify patients. Nat Rev Rheumatol, 2016, 12（10）：570-579.

3. ALBA M A, FLORES-SUÁREZ L F, HENDERSON A G, et al. Interstital lung disease in ANCA vasculitis. Autoimmun Rev, 2017, 16（7）：722-729.

4. GAPUD E J, SEO P, ANTIOCHOS B. ANCA-associated vasculitis pathogenesis：A commentary. Curr Rheumatol Rep, 2017, 19（4）：15.

5. MARZANO A V, RAIMONDO M G, BERTI E, et al. Cutaneous manifestations

of ANCA-associated small vessels vasculitis. Clin Rev Allergy Immunol，2017，53（3）：428-438.

6. TALARICO R，BARSOTTI S，ELEFANTE E，et al. Systemic vasculitis and the lung. Curr Opin Rheumatol，2017，29（1）：45-50.

7. ALBA M A，JENNETTE J C，FALK R J. Pathogenesis of ANCA-associated pulmonary vasculitis. Semin Respir Crit Care Med，2018，39（4）：413-424.

8. NOONE D，HEBERT D，LICHT C. Pathogenesis and treatment of ANCA-associated vasculitis-a role for complement. Pediatr Nephrol，2018，33（1）：1-11.

9. 于乐成，陈成伟. 从循证医学看《药物性肝损伤诊治指南》的制定和价值. 胃肠病学和肝病学杂志，2018，27（9）：964-968.

10. 中华医学会肝病学分会药物性肝病学组. 药物性肝损伤诊治指南. 中华肝脏病杂志，2015，23（11）：810-820.

（边新渠）

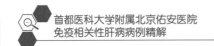

病例 4　儿童自身免疫性肝炎

病历摘要

【基本信息】

患者，女，17 岁。主诉"反复肝功能异常 6 年"收入院。

6 年前无明显诱因出现乏力，进食量明显减少（减少至正常食量的 1/2），无发热、腹痛、性格改变等表现，于我院住院治疗，查 ALT 824 U/L，AST 489 U/L，TBiL 252 μmol/L，LKM-1 型阳性，嗜肝病毒学指标检测均阴性，诊断为自身免疫性肝炎（2 型），给予甲泼尼龙 1 mg/（kg·d）为起始治疗，复查肝功能较前明显好转后逐渐减量至 7.5 mg 口服，每日 1 次。5 年前因再次肝功能异常就诊于我院，查 LKM 阳性（1∶320），LKM-1 型阳性（＋＋＋＋），肝病理示自身免疫性肝炎，泼尼松龙片加至 15 mg 口服，每日 1 次，治疗好转出院。此后在激素减量过程中出现肝功能反复异常。2 年前加用硫唑嘌呤 50 mg 口服，每日 1 次，每月复查肝功能、血常规无明显异常，患者无特殊不适。之后继续口服泼尼松龙 5 mg，每日 1 次；硫唑嘌呤 50 mg，每日 1 次，病情稳定。

既往史、个人史、婚育史、月经史、家族史无特殊。

【体格检查】

T 36.5 ℃，BP 110/70 mmHg，P 74 次 / 分，R 19 次 / 分。神志清，精神可。肝掌（−），蜘蛛痣（−）。皮肤、巩膜无黄

笔记

染。双肺呼吸音清，未闻及明显干、湿性啰音。心律齐，心率74 次 / 分，各瓣膜听诊区未闻及病理性杂音。腹软，无压痛、反跳痛及肌紧张，肝脾肋下未触及，移动性浊音（－），双下肢无水肿。

【辅助检查】

（1）实验室检查

WBC 5.97×10^9/L，Hb 136 g/L，PLT 217×10^9/L，ALT 33.1 U/L，AST 32.7 U/L，TBiL 19.4 μmol/L，DBiL 4.6 μmol/L，TP 64.2 g/L，ALB 38.3 g/L，GLB 25.9 g/L，γ-GT 55.3 U/L，ALP 53.3 U/L，PTA 84%；Sp100（－），gp210（－），ANA（－），LKM（＋）（1∶1000），SLA/LP 抗 体（－），LC-1（－），LKM-1 型（＋＋＋＋），AMA-M2 IgG（M2）＜ 25 RU/mL；AFP 1.87 ng/mL；IgG 10.5 g/L，IgA 1.83 g/L，IgM 1.56 g/L，补体 C3 0.833 g/L，补体 C4 0.22 g/L，甲型、丙型、乙型肝五项、戊型肝病毒学指标均（－）。

（2）影像学检查

腹部超声：弥漫性肝病表现，胆囊壁毛糙，目前未探及腹水。

【诊断及诊断依据】

诊断：自身免疫性肝炎。

诊断依据：患者为青少年女性，慢性病程。肝功能异常，IgG 升高，肝肾微粒体抗体阳性（1∶320），肝穿刺病理提示中度界面炎，浆细胞浸润，AIH 综合诊断积分 17 分。

病例分析

1. 儿童 AIH 的病例特点

在 AIH 中，儿童慢性肝病占 2% ～ 5%，其临床特征多样，以女性多发。Hlivko J T 等报道英国伦敦国王学院医院回顾性分析了 1973—1993 年 52 例儿童 AIH，1 型 32 例，平均起病年龄 10 岁；2 型 20 例，平均起病年龄 6.5 岁；两型均以女孩多见，达 75%。成人 AIH 一般以慢性隐匿性起病多见，而儿童 AIH 可以有急性、慢性及隐匿性 3 种起病方式。关于儿童 AIH 诊断标准尚存在争议，有研究认为简易评分标准因不能区分 AIH 与自身免疫性胆管炎而不适用于儿童。鉴于儿童 AIH 诊断的复杂性，需强调最后确诊需结合肝组织活检。

2015 年《自身免疫性肝炎诊断和治疗共识》建议儿童 AIH 的治疗包括泼尼松龙 1 ～ 2 mg/（kg·d）（最大量不超过 40 mg/d），随着 ALT 水平下降，在 4 ～ 8 周减量至维持剂量（根据患儿的体质量和年龄以 2.5 ～ 5 mg/d 维持）。英国国王学院医院一般在 ALT 停止下降或出现明显皮质激素不良反应时加用硫唑嘌呤，以 0.5 mg/（kg·d）剂量开始，在无明显不良反应情况下逐渐加量至最大量 2 mg/（kg·d）。硫唑嘌呤的不良反应限制了其在儿童中的应用，因此，多以激素治疗为主。虽然儿童 AIH 经药物控制远期预后尚可，但往往需要联合治疗，因此，选择适当时机开展联合治疗是临床中需要关注的问题。目前已有报道用吗替麦考酚酯（mycophenolate mofetil，MMF）和布地奈德作为二线药物用于儿童 AIH 的治疗，但其长期疗效尚待进一步证实。

2. LKM 检测的意义

抗 LKM-1 是 2 型 AIH 的标志性抗体，不同于 ANA 和 SMA 的抗原异质性，抗 LKM-l 的主要靶抗原已明确为细胞色素 450 2D6（cytochrome P4502，CYP 2D6），已在 AIH 患者肝内检测到针对该自身抗原的 CD4$^+$ 和 CD8$^+$T 淋巴细胞的存在。Kerkar 等研究发现，HCV 的非结构蛋白 5 与 CYP 2D6 抗原表位一段序列同源，而 CYP 2D6 是 LKM 的作用靶位。CYP 2D6 和 HCV 蛋白之间同源序列的存在是 HCV 患者抗 LKM-l 阳性的基础，这些患者从基因角度通过分子模拟机制对 AIH（主要 HLA DR-B7 阳性）具有易感性。已发现抗 LKM-1 靶抗原和其他病毒蛋白的同源性。少数 AIH 患者（3% ～ 4%）呈抗 LKM-1 和（或）抗 LC-1 阳性，可诊断为 2 型 AIH。抗 LKM-l 阳性患者常呈 ANA 和 SMA 阴性，因此，抗 LKM-l 的检测可避免漏诊 AIH。通过对因治疗后，AIH 患者抗 LKM 滴度无变化，而 HCV 部分患者 ANA、抗 LKM 滴度可呈现较抗病毒前下降或转阴的趋势。

病例点评

AIH 根据自身抗体可分为两型，1 型 AIH 自身抗体主要为 ANA、SMA、SLA/LP、ANCA；2 型 AIH 自身抗体为抗 LKM-1、抗 LC-1。2 型 AIH 儿童青少年发病，病情重，以激素加免疫抑制剂联合治疗为主。且停药易复发，需长期治疗。此例患者儿童时期发病，初次起病时肝功能损伤明显，ANA 阴性，IgG 正常，LKM-1 非常规检测自身抗体，如不检测 LKM-1

笔记

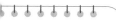
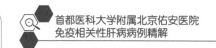
易漏诊。故对儿童青少年起病的肝功能异常患者，需检测抗LKM-1、抗 LC-1，及时诊断 2 型 AIH，并进行治疗。

参考文献

1. DESWAL S，SRIVASTAVA A. Role of allopurinol in optimizing thiopurine therapy in patients with autoimmune hepatitis：A review. J Clin Exp Hepatol，2017，7（1）：55-62.

2. LI Z，XU D，WANG Z，et al. Gastrointestinal system involvement in systemic lupus erythematosus. Lupus，2017，26（11）：1127-1138.

3. MURATORI P，EFE C，MURATORI L，et al. Clinical implications of antimitochondrial antibody seropositivity in autoimmune hepatitis：a multicentre study. Eur J Gastroenterol Hepatol，2017，29（7）：777-780.

4. SONTHALIA N，RATHI P M，JAIN S S，et al. Natural history and treatment outcomes of severe autoimmune hepatitis. J Clin Gastroenterol，2017，51（6）：548-556.

5. DIESTELHORST J，JUNGE N，JONIGK D，et al. Baseline IL-2 and the aih score can predict the response to standard therapy in paediatric autoimmune hepatitis. Sci Rep，2018，8（1）：419.

6. TERZIROLI BERETTA-PICCOLI B，MIELI-VERGANI G，Vergani D. Serology in autoimmune hepatitis：A clinical-practice approach. Eur J Intern Med，2018，48：35-43.

（边新渠）

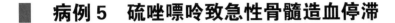

病例 5　硫唑嘌呤致急性骨髓造血停滞

病历摘要

【基本信息】

患者，女，48岁。主诉"肝病史 22 个月，白细胞减少 1 天"收入院。

22 个月前无明显诱因出现皮肤、巩膜轻度黄染，外院诊断为肝损伤原因未明，保肝治疗效果欠佳。12 个月前于我院就诊，行肝组织活检，病理诊断：AIH，病变程度 G2 ～ G3，S2。开始口服泼尼松龙治疗，起始治疗剂量为 40 mg，逐渐减量，3 个月前自行减量至 5 mg，每日 1 次，多次复查肝功能均正常。6 周前患者情绪不佳、失眠、劳累，自觉乏力明显，实验室检查肝功能提示 ALT 622 U/L，AST 485 U/L，应用复方甘草酸苷等治疗 12 天，效果不佳，考虑 AIH 激素减量后反弹，4 周前开始泼尼松龙加量至 30 mg，同时加用硫唑嘌呤 50 mg（*TPMT* 基因检测），基因型表现为低风险，每日 1 次治疗，监测肝功能转氨酶逐渐下降，血 WBC 及 PLT 正常。近 1 周脱发明显，1 天前复查血 WBC 降至 2.68×10^9/L，为进一步诊治入院。患者自发病以来精神可、食量无变化、睡眠欠佳、二便正常、体重无变化。

既往体健。无输血史、外伤史，无大量饮酒史，无过敏史。

【体格检查】

体温 36.2℃，血压 106/70 mmHg，脉搏 98 次 / 分，呼吸 20 次 / 分，神志清，精神可，肝掌阴性，蜘蛛痣阴性，巩膜无黄染，双肺呼吸音清，未闻及干、湿性啰音，心率 98 次 / 分，心律齐，腹平坦，腹软，无压痛及反跳痛，无肌紧张，Murphy 征 (-)，肝脾肋下未触及，移动性浊音 (-)，无肝区叩痛，肠鸣音 3 次 / 分，无下肢水肿，踝阵挛 (-)，扑翼样震颤 (-)。

【辅助检查】

实验室检查：WBC 0.53×10^9/L，中性粒细胞 0.02×10^9/L，PLT 8×10^9/L，中性粒细胞百分比 3.7%，淋巴细胞百分比 92.5%，Hb 64 g/L；ALT 32 U/L，AST 72.4 U/L，胆碱酯酶 7091 U/L，TBiL 12.7 μmol/L，DBiL 5.5 μmol/L，ALP 89 U/L，谷氨酰转肽酶 69.3 U/L；PTA% 92%；IgG 17.7 g/L，IgA 3.84 g/L，IgM 1 g/L，补体 C3 1.28 g/L，补体 C4 0.226 g/L，铜蓝蛋白 0.343 g/L；抗核糖核蛋白 (RNP) 抗体 (-)，抗 SSA 抗体 (-)，抗 SSB 抗体 (-)，抗 Sm 抗体 (-)，抗 Scl-70 抗体 (-)，抗 ds-DNA 抗体 (-)，抗 Jo-1 抗体 (-)，抗核小体抗体 (-)，抗组蛋白抗体 (-)，抗着丝点抗体 B (-)，抗核糖体抗体 (-)；SLA/ 肝胰抗原抗体 (-)，Sp100 (-)，gp210 (-)，LC-1 (-)，LKM-1 型 (-)。ANCA 过筛试验＜ 1 : 10，甲型、丙型、乙型肝五项、戊型肝病毒学指标均阴性。骨髓涂片：急性骨髓造血停滞。

【诊断及诊断依据】

诊断：AIH 综合诊断积分 18 分，急性骨髓造血停滞，脱发。

诊断依据：患者根据 AIH 描述性评分标准诊断成立，硫唑嘌呤应用 1 个月后相继出现脱发、白细胞、血红蛋白、血小板降低，骨髓涂片提示急性骨髓造血停滞，故急性骨髓造血停滞诊断成立。

【治疗及预后】

停用硫唑嘌呤，给予泼尼松龙 15 mg/d 维持治疗，给予粒细胞集落刺激因子（G-CSF）、白介素 -11、丙种球蛋白治疗；预防感染。3 周后 WBC 5.4×10^9/L，PLT 108×10^9/L，Hb 108 g/L 恢复正常，肝功能正常。8 周后新发再生。

病例分析

硫唑嘌呤是一种嘌呤拟似物，属于细胞毒免疫抑制剂，硫唑嘌呤相关 WBC 减少（WBC $< 3.0 \times 10^9$/L）是硫唑嘌呤的不良反应之一，常导致临床停药，严重者可致骨髓造血停滞伴有脱发、继发感染甚至危及生命。发生时间多为使用硫唑嘌呤的第 22 ～ 31 天，中位数 26 天。

硫唑嘌呤的治疗作用和不良反应取决于各个代谢酶活性之间的平衡，特别当 TPMT 基因酶活性缺失时，代谢过程向 6- 硫代鸟嘌呤脱氨酸（TGN）的合成方向倾斜，6-TGN 合成增多，发生骨髓抑制的风险增加。既往对硫唑嘌呤相关 WBC 减少的认识局限于 TPMT 基因多态性和蛋白酶活性，但临床发现 TPMT 基因多态性并不能解释亚洲人群中硫唑嘌呤相关 WBC 减少。在亚洲人中，TMPT 基因型和表型不相符。此外，一项新西兰的研究发现，TPMT 酶活性并不能完全解释硫唑嘌

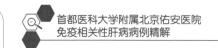

吟代谢产物的合成比例。还存在非 *TPMT* 相关的影响硫唑嘌呤 WBC 减少的分子机制，如核苷酸双磷酸连接阈 X 型模式 15（*NUDT15*）、谷胱甘肽 -S- 转移酶（GST）、硫唑嘌呤在体内转化为 6-MP 需要细胞内的 GST、多重耐药蛋白（MRP）4，上述突变也可以导致 6-TGN 合成增多或排泄减少。

该患者 *TPMT* 基因检测未出现酶活性缺失的变异，有可能与其他相关变异有关，因此，对于 *TPMT* 基因变异阴性的患者也应密切监测血常规的变化，尤其是在应用硫唑嘌呤 1 个月内。

硫唑嘌呤引起的骨髓抑制是可逆的，及时停用硫唑嘌呤，并根据病情的需要给予输注血小板、红细胞悬液，皮下注射重组人 G-CSF，骨髓造血功能多在停用硫唑嘌呤后 2～3 周恢复。

病例点评

硫唑嘌呤的代谢不仅与 *TPMT* 基因多态性相关，还与其他机制相关，因此，临床发现 *TPMT* 基因多态性并不能解释亚洲人群中硫唑嘌呤相关 WBC 减少。近年来研究显示，还有 *NUDT15* 基因多态性等多种因素在多个环节导致硫唑嘌呤相关 WBC 减少，其中 *NUDT15* 基因在亚洲人群中的突变率高于西方人，可能是亚洲人群硫唑嘌呤相关 WBC 减少的主要因素之一，同时，*NUDT15* 基因突变对硫唑嘌呤相关 WBC 减少的作用可能比 *TPMT* 基因的作用更强。目前临床中只检测 *TPMT* 基因多态性已不能完全判断硫唑嘌呤所致骨髓抑制的风险，因此，在应用硫唑嘌呤时即使 *TPMT* 检测为低风险仍需要密切监测血常规的变化。

参考文献

1. ZIZZO A N，VALENTINO P L，SHAH P S，et al. Second-line agents in pediatric patients with autoimmune hepatitis：A systematic review and meta-analysis. J Pediatr Gastroenterol Nutr，2017，65（1）：6-15.

2. GREEN D J，DUONG S Q，BURCKART G J，et al. Association between thiopurine s-methyltransferase（*TPMT*）genetic variants and infection in pediatric heart transplant recipients treated with azathioprine：A multi-institutional analysis. J Pediatr Pharmacol Ther，2018，23（2）：106-110.

3. YANG S K，HONG M，BAEK J，et al. A common missense variant in *NUDT15* confers susceptibility to thiopurine-induced leukopenia. Nat Genet，2014，46（9）：1017-1020.

4. STOCCO G，MARTELOSSI S，BARABINO A，et al.Glutathione-s-transferase genotypes and the adverse effects of azathioprine in young patients with inflammatory bowel disease. Inflamm Bowel Dis，2007，13（1）：57-64.

5. 詹钟平，杨岫岩，黄民，等.硫唑嘌呤致血液系统危象的临床特征与酶学基础.中华风湿病学杂志，2005，9（3）：145-148.

（杜晓菲）

病例 6　自身免疫性肝炎治疗停药后复发

病历摘要

【基本信息】

患者，女，36岁。主诉"肝病史8年余，眼黄、皮肤黄染3天"收入院。

8年前服用中药后自觉乏力，轻度腹胀，皮肤、巩膜重度黄染，于我院住院治疗。检查：ALT 130.3 U/L，AST 512.4 U/L，TBiL 161.2 μmol/L，DBiL 106.7 μmol/L，γ-GT 194.6 U/L，ALP 91.3 U/L，ANA（1：320），IgG 26.3 g/L。肝组织学病理：中度小叶炎伴中度汇管区炎症，考虑药物和（或）化学毒物性肝损伤伴自身免疫现象，患者有反复使用染发剂病史。临床诊断：药物诱导的自身免疫性肝炎。开始予以醋酸泼尼松龙40 mg，每日1次。治疗1个月后患者肝功能正常，逐渐减少激素剂量，降至15 mg/d，联合硫唑嘌呤50 mg/d。联合治疗1年半，肝功能持续正常，患者自行停药。3天前无明显诱因患者出现皮肤、巩膜中度黄染，伴尿色加深。当地医院查肝功能：ALT 1700 U/L，AST 1450 U/L，TBiL 77 μmol/L，为进一步诊治收入院。

既往体健。个人史：否认长期大量饮酒史，否认肝病家族史、肿瘤家族史。

【体格检查】

神志清，精神可，颜面部色素斑，肝掌（－），蜘蛛痣（－），皮肤、巩膜中度黄染。心肺（－），腹软，无压痛、反跳痛，肝脾肋下未触及，Murphy 征（－），移动性浊音（－），肠鸣音正常，双下肢无水肿，神经系统查体无异常。

【辅助检查】

（1）实验室检查

ANA 阳性（1∶1000），核仁、核均质，AMA 阴性；PTA 85%；IgG 28.7 g/L。线粒体抗体 IgG（M2）＜ 25 RU/mL，甲型、丙型、乙型肝五项、戊型肝病毒学指标均阴性。

（2）肝组织病理学检查

小叶结构存在，肝细胞肿胀明显，肝实质点灶状坏死及凋亡小体多见，肝窦内淋巴细胞增多，中央静脉周围肝细胞坏死脱失，少数毛细胆管内见胆栓；可见中小汇管区 7 个，汇管区扩大，中等量混合性炎细胞浸润，伴中度界面炎，细胆管反应性增生。诊断：中度汇管区炎及中度小叶炎，结合病史及上次肝穿刺考虑自身免疫性肝炎可能性大。免疫组化：HBsAg（－），HBcAg（－），CK7（胆管＋），CK19（胆管＋），MUM1（－）。病理诊断：符合自身免疫性肝炎。病理图片见图 6-1。

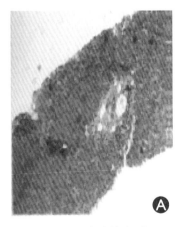
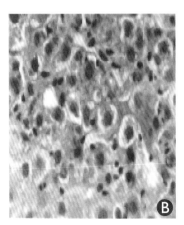

A. CK7 免疫染色（×200）；B. HE 染色（×200）。

图 6-1　病理检查

【诊断及诊断依据】

诊断：自身免疫性肝炎（AIN 综合诊断积分 16 分）。

诊断依据：结合临床、实验室检查及病理，根据 AIH 诊断综合积分，明确诊断 AIH。

【治疗及预后】

患者再次予以醋酸泼尼松龙 30 mg/d 治疗，2 周后患者肝功能正常，开始联合硫唑嘌呤 50 mg/d。定期复查肝功能、免疫球蛋白均为正常。

病例分析

1. AIH 停药复发

停药复发为血清氨基转移酶水平＞ 3 ULN，伴血清 IgG 和（或）γ - 球蛋白水平不同程度的升高。停药后复发是 AIH 的临床特点之一，临床缓解至少 2 年的患者在停药 1 年后 59% 患者需要重新治疗，2 年后为 73%，3 年后高达 81%。复发的危险因素包括先前需使用联合治疗方案才能获得生物化学缓解者、并发自身免疫性疾病者和年龄较轻者。该患者整体治疗疗程不超过 2 年，首次发病时 29 岁，已停药超过 3 年，再次发病时符合复发标准。

2. AIH 复发治疗

停药后初次复发患者，建议再次以初始治疗的剂量给予泼尼松（龙）和硫唑嘌呤联合治疗，逐渐减量甚至停药，并以硫唑嘌呤（50 ～ 75 mg/d）维持治疗；硫唑嘌呤不能耐受的患者可给予小剂量泼尼松（≤ 10 mg/d）或与 MMF 联合长期维持治疗。2 次以上复发者建议以最小剂量长期维持治疗。此次治疗方案给予诱导治疗后联合硫唑嘌呤。

病例点评

　　AIH 理想的治疗终点是停药后仍能保持生化学及组织学缓解。然而，大部分患者很难达到这一理想终点。指南建议治疗应持续至少 3 年或在血清转氨酶和 IgG 水平完全降至正常（生化缓解）后再持续至少 2 年治疗，时间越长，复发概率越低。对于起病严重且对诱导治疗耐受力差的患者，终止治疗前建议进行肝活组织检查。组织学显示持续炎症活动者，不应停止治疗。该例患者总疗程不够，且停药前未评估肝组织恢复情况，明确为停药后复发。

参考文献

1. ZIZZO A N，VALENTINO P L，SHAH P S，et al. Second-line agents in pediatric patients with autoimmune hepatitis：A systematic review and meta-analysis．J Pediatr Gastroenterol Nutr，2017，65（1）：6-15.

2. PAPE S，GEVERS T J S，BELIAS M，et al. Predniso（lo）ne dosage and chance of remission in patients with autoimmune hepatitis．Clin Gastroenterol Hepatol，2019，17（10）：2068-2075.

（任姗）

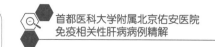

第二节　原发性胆汁性胆管炎

■ 病例 7　原发性胆汁性胆管炎 – 自身免疫性肝炎重叠综合征

病历摘要

【基本信息】

患者，女，53 岁。主诉"肝功能异常 8 年，腹胀 1 个月"收入院。

8 年前无诱因出现乏力、肢体稍倦、进食略有减少、恶心、无发热、皮肤黄染、腹胀、腹痛等表现。于当地医院就诊，查肝功能异常，ALT＞200 IU/L，未明确诊断，给予保肝治疗。7 年前于北京某医院就诊，实验室检查 ANA 阳性，考虑 AIH，给予泼尼松龙、硫唑嘌呤及保肝等药物治疗 1 个月，自行停用激素及硫唑嘌呤，继续保肝药物治疗，此后曾检查肝功能正常，但未规律复查。16 个月前因行手术前检查发现肝功能异常，无乏力、皮肤黄染、皮肤瘙痒、腹痛等表现。先后于多家医院诊疗，未明确诊断，均予保肝药物治疗，监测肝功能无好转。9 个月前于我院门诊就诊，实验室检查肝功能异常，ANA（＋），AMA（＋），AMA-M2（＋），IgG 升高，抗着丝点抗体阳性，SLA/LP（＋），超声提示弥漫性肝病表现（肝硬化不除外）、脾大、脾静脉增宽。肝组织活检结果"原发性胆汁性胆管炎（PBC），重叠自身免疫性肝炎"。予熊去氧胆酸（UDCA）15 mg/（kg·d）。1 个月前无诱因出现腹胀，来我院

笔记

门诊，查超声提示腹水中量，为进一步诊治来我院。自发病以来精神可，食量无变化，睡眠无改变，小便尿黄，便秘，体重无变化。

既往史：子宫肌瘤病史 1 个月。否认外伤史。16 个月前因脂肪瘤，行脂肪瘤切除手术。23 年前因异位妊娠大出血，行异位妊娠手术。8 年前因咽喉息肉，行息肉摘除手术。

【体格检查】

体温 36.6℃，血压 120/70 mmHg，脉搏 76 次 / 分，呼吸 19 次 / 分。神志清，精神可。肝掌（＋），蜘蛛痣（－）。皮肤、巩膜无黄染。双肺呼吸音清，未闻及明显干、湿性啰音。心律齐，心率 76 次 / 分，各瓣膜听诊区未闻及病理性杂音。腹软，无压痛、反跳痛及肌紧张，肝脾肋下未触及，移动性浊音（＋），双下肢无水肿。

【辅助检查】

（1）实验室检查

WBC 3.51×10^9/L，Hb 94 g/L，PLT 108×10^9/L，中性粒细胞绝对值 1.75×10^9/L，ALT 12.7 U/L，AST 41.8 U/L，TBiL 25.7 μmol/L，DBiL 18.2 μmol/L，TP 63.7 g/L，ALB 32 g/L，GLB 31.7 g/L，TC 3.64 mmol/L，γ-GT 51 U/L，ALP 98 U/L，TBA 71.2 μmol/L，CHE 3558 U/L，血氨 43 μg/dL；PTA 76%；IgG 29.3 g/L，IgA 5.03 g/L，IgM 3.12 g/L；ANA 阳性（1∶1000）着丝点，AMA 阳性（1∶1000），SMA 阳性（1∶320），抗着丝点抗体 B 阳性（＋＋＋＋），SLA/LP（＋＋＋＋）；M2 ＞ 800。AFP 79.37 ng/mL，嗜肝病毒学指标检测均阴性。

（2）影像学检查

腹部超声检查示弥漫性肝病表现，脾大，门、脾静脉增宽，侧支循环形成，肝右叶高回声结节性质待定，胆囊充盈不佳，胆囊壁胆固醇沉积，胆囊壁水肿，腹水中量；腹部 CT 检查示肝硬化，门、脾静脉增宽，侧支循环形成，肝硬化结节，腹水，胆囊炎，胆囊结石。

【诊断及诊断依据】

诊断：自身免疫性肝病重叠综合征，原发性胆汁性胆管炎失代偿期，自身免疫性肝炎。

诊断依据：患者为中年女性，乏力、皮肤瘙痒，尿黄，慢肝体征阳性，皮肤、巩膜无明显黄染，实验室检查 IgG、IgM 升高，AMA 阳性（1∶1000），M2 > 800，发病时 ALT 大于正常上限 5 倍，肝组织活检提示"原发性胆汁性胆管炎，重叠自身免疫性肝炎"，根据巴黎标准符合原发性胆汁性胆管炎 – 自身免疫性肝炎重叠综合征（primary biliary cirrhosis-autoimmune hepatitis overlap，PBC-AIH）诊断。

【治疗及预后】

给予 UDCA 改善胆汁淤积，并加用泼尼松龙治疗，逐渐减至 5 mg 维持。随访患者 2 年病情稳定。

病例分析

PBC 和 AIH 均为自身免疫性肝病，两者在临床表现、生物化学、血清学、病理学上各有特点，治疗和预后也各不相同。PBC-AIH 重叠综合征的定义为：一个患者同时具有这两种疾病的主要特征。诊断 PBC-AIH 重叠综合征是一种独立的疾病还是 PBC 或 AIH 的变异形式仍然存在争议。有文献报道在 PBC 患者中，PBC-AIH 重叠综合征的发生率为 2% ～ 20%。不同研究中 PBC-AIH 重叠综合征的发生率波动范围较大，主要与缺乏统一的诊断标准有关。目前使用的诊断标准来自巴黎研究组和国际自身免疫性肝炎研究组。

根据诊断 PBC-AIH 重叠综合征的巴黎标准，如果 AIH 和 PBC 3 项诊断标准中的 2 项同时或者相继出现，即可做出诊断。AIH 诊断标准包括：①血清 ALT ≥ 5 ULN；②血清 IgG ≥ 2 ULN 或血清 SMA 阳性；③肝组织学提示中 – 重度界面性肝炎。PBC 诊断标准包括：①血清 ALP ≥ 2 ULN 或血清 γ -GT ≥ 5 ULN；②血清 AMA 阳性；③肝组织学表现为汇管区胆管损伤。

病例点评

此例患者 8 年前发病，结合患者化验及肝组织活检，此患者诊断为 PBC-AIH 重叠综合征。PBC-AIH 重叠综合征目前诊断多采用巴黎标准。未接受规律治疗，患者无明显症状，但肝功能间断异常，进展至肝硬化。所以，对于明确自身免疫性肝病患者，需及时给予相应治疗，并应规律随诊。

参考文献

1. MARUYAMA H, KONDO T, SEKIMOTO T, et al. Retrograde detection of the intrahepatic portal vein in primary biliary cirrhosis：is sinusoidal blockage the

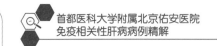
underlying pathophysiology?. Eur J Gastroenterol Hepatol, 2015, 27（3）: 321-327.

2. LLEO A, JEPSEN P, MORENGHI E, et al. Evolving trends in female to male incidence and male mortality of primary biliary cholangitis. Sci Rep, 2016, 6: 25906.

3. FAN J, WANG Q, SUN L. Association between primary biliary cholangitis and osteoporosis: meta-analysis. Clin Rheumatol, 2017, 36（11）: 2565-2571.

4. FAN X, WANG T, SHEN Y, et al. Underestimated male prevalence of primary biliary cholangitis in china: Results of a 16-yr cohort study involving 769 patients. Sci Rep, 2017, 7（1）: 6560.

5. YANG F, YANG Y, WANG Q, et al. The risk predictive values of UK-PBC and GLOBE scoring system in chinese patients with primary biliary cholangitis: the additional effect of anti-gp210. Aliment Pharmacol Ther, 2017, 45（5）: 733-743.

6. 中国医生协会检验医生分会自身免疫性疾病专家委员会. 原发性胆汁性胆管炎检验诊断报告模式专家共识. 中华医学杂志, 2017, 97（18）: 1373-1375.

7. 中华医学会肝病学分会, 中华医学会消化病学分会, 中华医学会感染病学分会. 原发性胆汁性肝硬化（又名原发性胆汁性胆管炎）诊断和治疗共识（2015）. 中华肝脏病杂志, 2016, 24（1）: 5-13.

8. 郭冠亚, 陈瑜, 韩英. 原发性硬化性胆管炎诊治进展. 胃肠病学, 2018, 23（5）: 271-276.

（边新渠）

笔记

病例8 原发性胆汁性胆管炎合并肝性脊髓病

病历摘要

【基本信息】

患者，男，63岁。主诉"肝病史5年，反复头晕、乏力、步态不稳2.5个月"收入院。

5年前体检时发现肝功能异常，无发热、腹胀、腹痛等表现，于我院就诊检查结果不详，诊断为"原发性胆汁性胆管炎（PBC）"，口服熊去氧胆酸、水飞蓟宾等药物治疗，定期复查病情较平稳。4个月前无明显诱因出现乏力，就诊于我院，诊断为"PBC，肝性脑病，胆囊炎，胆囊息肉，双侧胸腔积液"，给予保肝、脱氨等治疗后好转。2.5个月前无诱因出现意识障碍，就诊于我院急诊，查血氨升高，曾于当地医院行头颅CT及磁共振检查考虑陈旧性脑梗死，给予对症治疗后好转。2个月前及1个月前因乏力、胡言乱语、答非所问、步态不稳，考虑为肝性脑病发作，收住院给予保肝、脱氨、对症、抗感染治疗。再次发作头晕、乏力、步态不稳收入我院。自发病以来精神可，食量无变化，睡眠无改变，大小便正常，体重无变化。

既往史：高血压病史4年，糖尿病病史4年，脑梗死8年。

【体格检查】

体温36.7℃，血压140/80 mmHg，脉搏76次/分，呼吸19次/分。神志清，精神可。慢性病容，肝掌（−），蜘蛛痣

（－）。计算力差，定向力可。皮肤、巩膜轻度黄染。双肺呼吸音清，未闻及明显干、湿性啰音。心律齐，心率 76 次 / 分，各瓣膜听诊区未闻及病理杂音。腹软，无压痛、反跳痛及肌紧张，肝脾肋下未触及，移动性浊音可疑阳性，双下肢无水肿。轻微剪刀步，双下肢肌张力增高，膝腱反射亢进，扑翼样震颤（－），踝阵挛（＋）。

【辅助检查】

（1）实验室检查

WBC 3.2×10^9/L，红细胞 2.7×10^9/L，Hb 93.0 g/L，PLT 77.1×10^9/L；ALT 53.7 U/L，AST 161.6 U/L，TBiL 78.4 μmol/L，DBiL 44.2 μmol/L，ALB 36.9 g/L，GLB 40.5 g/L，γ-GT 115.0 U/L，ALP 157.4 U/L，CHE 1518.0 U/L，BUN 5.69 mmol/L，Cr 51.1 μmol/L，肾小球滤过率 109.43 mL/（min·1.73 m²），UA 240.7 μmol/L；PTA 77.0%；血氨 92.0 μg/dL；ANA（1∶1000），线粒体抗体 IgG（M2）＞ 800 RU/mL；免疫球蛋白正常，嗜肝病毒学指标检测均阴性。

（2）影像学检查

腹部超声：肝硬化，脾大，脾静脉增宽，腹水；胃镜：食管静脉曲张，胃静脉曲张，门脉高压性胃病。头颅磁共振：肝性脊髓病。

【诊断及诊断依据】

诊断：原发性胆汁性胆管炎失代偿期，肝性脑病 1 期，肝性脊髓病，2 型糖尿病，高血压 3 级（极高危）。

诊断依据：患者为老年男性，慢性病程。反复发作乏力、头晕、步态不稳，查体计算力减退，轻微剪刀步，双下肢肌张力增高，膝腱反射亢进，扑翼样震颤（－），踝阵挛（＋），实验室检查血氨升高，ALP 升高，M2 阳性，超声提示肝硬化、腹水，胃镜提示食管、胃静脉曲张。上述诊断成立。

【治疗及预后】

积极给予 UDCA 胶囊、门冬氨酸鸟氨酸、乳果糖等脱氨，对症、支持治疗、营养神经，患者神志清，步态不稳较前好转，血氨降至正常。患者因反复肝性脑病，严重影响生活质量，行肝移植术，目前病情平稳。

📋 病例分析

1. 原发性胆汁性胆管炎晚期治疗

PBC 早期诊断和治疗至关重要。如果出现并发症，生存率会明显降低。在 20 世纪 80 年代中期，PBC 是美国原位肝移植（OLT）的主要病因。随着时间的推移，PBC 需要移植的患者数量下降了约 20%，主要是由于 UDCA 的有效治疗。对于 PBC 患者，肝移植的结局比其他疾病预后更好。PBC 肝移植的适应证与其他病因所致的肝硬化相似。PBC 行 OLT 后复发约 20%，对那些治疗效果不好、严重皮肤瘙痒、严重肝性脑病的 PBC 应考虑肝移植。

2. 肝性脊髓病（hepatic myelopathy，HM）诊断要点

该患者行走不便，因既往有脑梗死后遗症的病史，就诊前未对行走不便重视。临床上很容易漏诊早期的 HM，因此，肝病患者在排除其他神经系统疾病基础上如伴有以下情况可考虑 HM。

（1）慢性肝病基础上出现进行性双下肢无力、剪刀步态或不能行走。

（2）神经系统检查发现痉挛性截瘫，无明显肌萎缩及浅感觉障碍，肌张力增高，足底伸肌反射增强。

（3）脊髓增强 MRI 或 CT 正常，或皮质下皮质脊髓束 FLAIR 信号延长，并除外脊髓压迫症；头颅增强 MRI 或 CT 正常，或出现苍白球、中脑黑质可见对称分布的 T_1WI 像高信号，并排除脑脱髓鞘病变、脑水肿、矢状窦旁间隙占位性病变、小脑扁桃体下疝畸形及颅颈交界处其他结构异常。

（4）其他诊断性工具包括腰椎穿刺检查脑脊液，除外脊髓炎症性病变，MEP 检查除外可能发现早期 HM 导致的 CMCT 异常。

（5）曾有门体分流手术、TIPSS 史，或腹部 B 超、CT、MRI 发现侧支循环形成，提示自发门体分流证据。对此类患者建议可进一步行脊髓磁共振检查，协助诊断。

病例点评

原发性胆汁性胆管炎患者的自然史大致分为 4 个阶段，此患者就诊时已进入第三阶段症状期，患者出现乏力、皮肤瘙痒等临床症状；从症状出现起，平均生存时间为 5～8 年，此患者虽经规律治疗，但病情逐渐进入第四阶段失代偿期，出现肝性脑病等失代偿肝硬化表现，该患者及时进行肝移植手术，目前病情平稳。原发性胆汁性胆管炎患者如及时诊断治疗，一般不会影响寿命，发现较晚，特别是出现胆红素升高，预后较差，此时应积极随诊评估，适时行肝移植术，以挽救生命。肝移植可以根除肝性脊髓病的病因，对未进展到下肢痉挛性截瘫期的患者，肝移植术后患者可获得部分缓解。

参考文献

1. CARBONE M，NEUBERGER J. Liver transplantation in PBC and PSC：indications and disease recurrence. Clin Res Hepatol Gastroenterol，2011，35（6-7）：446-454.

2. BUNCHORNTAVAKUL C，REDDY K R. Diagnosis and management of overlap syndromes. Clin Liver Dis，2015，19（1）：81-97.

3. BOWLUS C L，KENNEY J T，RICE G，et al. Primary biliary cholangitis：medical and specialty pharmacy management update. J Manag Care Spec Pharm，2016，22：S3-S15.

4. CZUL F，LEVY C. Novel therapies on primary biliary cirrhosis. Clin Liver Dis，2016，20（1）：113-130.

5. HEGADE V S，KHANNA A，WALKER L J，et al. Long-term fenofibrate treatment in primary biliary cholangitis improves biochemistry but not the UK-PBC Risk Score. Dig Dis Sci，2016，61（10）：3037-3044.

6. HIRSCHFIELD G M，BEUERS U，CORPECHOT C，et al. EASL clinical Practice guidelines：The diagnosis and management of patients with primary biliary cholangitis. J Hepatol，2017，67（1）：145-172.

7. ALVAREZ-PINZON A M，WOLF A L，SWEDBERG H N，et al. Comparison of percutaneous retrogasserian balloon compression and gamma knife radiosurgery for the treatment of trigeminal neuralgia in multiple sclerosis. World Neurosurg，2017，97：590-594.

8. BURMAN B E，JHAVERI M A，KOWDLEY K V. An update on the treatment and follow-up of patients with primary biliary cholangitis. Clin Liver Dis，2017，21（4）：709-723.

9. PENA POLANCO N A，LEVY C，MARTIN E F. Cholestatic liver diseases after liver transplant. Clin Liver Dis，2017，21（2）：403-420.

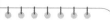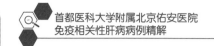

10. RONCA V，CARBONE M，BERNUZZI F，et al. From pathogenesis to novel therapies in the treatment of primary biliary cholangitis. Expert Rev Clin Immunol，2017，13（12）：1121-1131.

11. SAMUR S，KLEBANOFF M，BANKEN R，et al. Long-term clinical impact and cost-effectiveness of obeticholic acid for the treatment of primary biliary cholangitis. Hepatology，2017，65（3）：920-928.

12. FLOREANI A，MANGINI C. Primary biliary cholangitis：Old and novel therapy. Eur J Intern Med，2018，47：1-5.

13. NEVENS F. PBC-transplantation and disease recurrence. Best Pract Res Clin Gastroenterol，2018，34-35：107-111.

（边新渠）

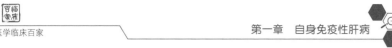

病例 9　原发性胆汁性胆管炎伴胆管消失综合征

病历摘要

【基本信息】

患者，女，52 岁。主诉"肝病史 3 年余，伴尿黄、眼黄 1 个月"收入院。

3 年前体检时发现转氨酶增高，无乏力，无皮肤、巩膜黄染及发热。于当地医院住院治疗，查 ALT 112 U/L，AST 65.5 U/L，γ-GT 535 U/L，ALP 232.2 U/L，ANA 阳性，SMA 阴性，诊断为"自身免疫性肝病"，给予甲泼尼龙 48 mg、UDCA 治疗，逐渐减量，6 周后停药，期间复查肝功能提示转氨酶未降至正常水平。1 年前患者因乏力，再次于当地医院治疗，查 ALT、γ-GT 高，ANA（1∶100），AMA-M2：502 RU/mL，给予甲泼尼龙 48 mg 及 UDCA 治疗，效果不佳。于我院行肝穿刺活检术，结果提示：符合早期 PBC（Ⅰ～Ⅱ期），伴胆管消失综合征，继续 UDCA 750 mg/d 治疗，逐渐停用激素。患者 1 个月前出现眼黄、尿黄，无皮肤瘙痒，无发热、腹痛不适，复查肝功能异常，γ-GT、ALP 明显升高，当地加用保肝治疗，效果不佳，为进一步诊治收住院。患者自发病以来食量无变化，睡眠无改变，小便黄，大便正常，体重无变化。

既往史：糖尿病病史 2 年余，未用药，通过调整生活方式

笔记

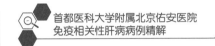

控制血糖。否认外伤史、手术史，否认过敏史。个人史、婚育史、家族史无特殊。

【体格检查】

血压 125/83 mmHg，神志清，精神可，皮肤、巩膜轻度黄染，全身浅表淋巴结未扪及肿大，双肺呼吸音正常，心率 85 次 / 分，心律齐，腹壁柔软，无压痛及反跳痛，肝脾未触及，肝区无叩痛，移动性浊音（－），双下肢无水肿。

【辅助检查】

（1）实验室检查

WBC 5.6×10^9/L，Hb 115.0 g/L，PLT 212.0×10^9/L；PTA 106.0 %；ALT 136.5 U/L，AST 165.5 U/L，TBiL 64.1 μmol/L，DBiL 44.2 μmol/L，D/T 0.69，TP 72.2 g/L，ALB 38.6 g/L，GLB 33.6 g/L，BUN 3.35 mmol/L，Cr 45.9 μmol/L，肾小球滤过率 109.91 mL/（min · 1.73 m^2），UA 207.0 μmol/L，GLU 6.08 mmol/L，三酰甘油 1.73 mmol/L，胆固醇 9.77 mmol/L，高密度脂蛋白胆固醇 1.4 mmol/L，低密度脂蛋白胆固醇 5.94 mmol/L，γ-GT 1248.5 U/L，ALP 846.1 U/L，前白蛋白 183.4 mg/L，TBA 88.5 μmol/L，CHE 5367.0 U/L；嗜肝病毒学指标检测均阴性。AFP 2.64 ng/mL；血氨 69.0 μg/dL；线粒体抗体 AMA（1:1000），AMA-M2 ＞ 800 RU/mL。

（2）影像学检查

B 超检查：肝硬化，未探及腹水；胆囊炎；胆囊息肉可能。MRCP 检查：未见胆道梗阻表现。

（3）病理学检查

肝穿刺病理见胆管消失综合征，符合早期 PBC（Ⅰ～

Ⅱ期）。免疫组化显示 HBsAg（−），HBcAg（−），CK7（＋），CK19（胆管＋）。

【诊断及诊断依据】

诊断：原发性胆汁性胆管炎，胆管消失综合征，胆囊炎，胆囊息肉可能。

诊断依据：患者符合下列 3 个标准。①反映胆汁淤积的生物化学指标（如 ALP）升高；② AMA 和 AMA-M2 均阳性；③肝穿刺活组织病理学检查符合 PBC。故诊断明确。

【治疗及预后】

入院后完善检查，根据患者体重（65 kg），调整 UDCA 剂量为 1000 mg/d。患者出院后定期复查，肝功能逐渐改善，1 年后复查 TBiL 36.4 μmol/L。

病例分析

1. 胆管消失综合征的定义、分类、特点

胆管消失综合征（vanishing bile duct syndrome，VBDS）是指由诸多因素引起的病理过程使肝内胆管树结构破坏而导致肝胆管局灶或弥漫性消失，临床上以胆汁淤积为主要表现的综合征。不同病例胆管消失的后果也不同，常见 VBDS 病因如下。

（1）先天性和遗传性疾病：胚胎期的异常生长可导致胆管板或胆管畸形，多为闭锁性或纤维囊性，如肝外胆管闭锁、纤维囊性变、先天性肝纤维化（CHF）、Caroli 病等。

（2）免疫性疾病：原发性胆汁性胆管炎、自身免疫性胆管

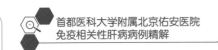

炎（autoimmune cholangitis，AIC）疾病、慢性移植物抗宿主病等。

（3）肿瘤：霍奇金淋巴瘤（hodgkin lymphoma，HL）是报道最多的引起肝内胆管消失的病因，在具有 HL 临床表现的基础上，还兼有胆汁淤积的症状，提示胆管损害。50% 以上进展性 HL 病例尸检可见胆管损伤，但约 30% 存在 VBDS 的 HL 患者的肝功能水平可以保持正常或接近正常。

（4）药物毒物：引起胆汁淤积的常见病因，慢性胆汁淤积持续大于 6 个月可增加 VBDS 发生和进展的风险。急性药物性胆汁淤积型肝损害多伴有毛细胆管阻塞，可表现为腹部症状和发热，也存在发展成为 VBDS 的风险。临床上可见解热镇痛药物引起 Stevens-Johnson 综合征合并 VBDS 的报道。

（5）感染：在病毒感染引起的胆管消失中，CMV 和 HCV 报道较多，而 HBV 和 EBV 较少。

（6）缺血缺氧：肝动脉血流减少所致胆道系统的缺血缺氧可引起胆道上皮细胞缺血性坏死和胆管生成障碍，因此可导致严重的并发症。缺血型胆管损伤是肝移植术后最常出现的非吻合性胆管损伤，主要因移植物抗宿主排异反应导致的动脉闭塞引起。

（7）特发性成人肝内胆管缺失症（idiopathic adulthood ductopenia，IAD）：是一种极少见的疾病。IAD 的诊断包括：①成年后发病，含青春期后期；②血 ALP 水平增高；③组织学上大于 50% 汇管区小叶间胆管缺失；④胆管造影和结肠气钡双重造影或结肠镜检查基本正常。排除标准包括：①新生儿阻塞性胆道疾病史、某些药物和毒物接触史及炎性肠病的证据；②血清 AMA 阳性；③有肉芽肿性胆管炎、化脓性或非化脓性胆管炎、组织细胞增多症、淋巴瘤或其他肿瘤等病理改变；④影像学检查有与小胆管病相关的大胆管异常和（或）炎性肠病征象。IAD 的预后差异较大，无症状的 IAD 患者病情多进展缓慢，组织学上胆管减少无明显加重，预后较好；有些患者病情进展较快，导致胆汁淤积性肝硬化，多伴严重黄疸及难治性瘙痒，肝移植是唯一有效的治疗方法。

2. 原发性胆汁性胆管炎伴 VBDS 的特点

PBC 属于慢性胆汁淤积性疾病，病变主要累及肝内小胆管，表现为进行性、非化脓性、破坏性小胆管炎，最终发展为肝硬化和肝衰竭。近年来，随着人们对 PBC 认识及实验室诊断水平的提高，该病的检出率在逐年增加。其中被确诊为 VBDS 的患者也逐渐增多，引起了临床医生的重视。一些患者经过进展的、不可逆的胆管消失后可发展为胆汁性肝硬化，甚至进展至肝衰竭，而另一些患者经过治疗可出现胆管上皮再生，临床康复。生化应答不良是否与胆管消失有关，及时发现并正确处理有 VBDS 倾向的患者能否提高 PBC 患者疗效和生存质量，这既是困扰临床的问题，也是受关注的研究方向。由于 VBDS 的渐进过程和潜在致命结局，预防和早期诊断都是极其重要的，现在还欠缺良好的检查方法来提高其早期诊断率。在临床中，如果 PBC 患者出现 gp210 阳性，特别是强阳性或 TC 明显升高情况，应考虑到进展至 VBDS 的可能性，需要密切监测病情变化，必要时可考虑行肝组织活检，提高 VBDS 的早期诊断率，以便及早调整患者的治疗方案，改善患者的生存质量及预后。

病例点评

此例患者原发性胆汁性胆管炎诊断明确，诊断后未予规律治疗，再次住院时病情进展，出现胆管消失，胆红素升高，而胆红素可作为原发性胆汁性胆管炎预后预测的独立危险因素。结合患者 γ-GT 1248.5 U/L，ALP 846.1 U/L，此患者预后差。另外，应引起注意的是，一些患者自行停用 UDCA 主要治疗药物，选用中药治疗，使病情加重，进展快速。患者一经诊断明确就应进行规律治疗，定期随访，并向患者交代停药和减量可能导致的后果。

参考文献

1. LIAO C Y，CHUNG C H，CHU P，et al. Increased risk of osteoporosis in patients with primary biliary cirrhosis. PLoS One，2018，13（3）：e0194418.

2. MINUK G Y，ILIANT V，ZHOU N，et al. Concomitant nonalcoholic fatty liver disease does not alter the activity，severity or course of primary biliary cholangitis. Liver Int，2018，38（6）：1110-1116.

3. NEVENS F. PBC-transplantation and disease recurrence. Best Pract Res Clin Gastroenterol，2018，34-35：107-111.

4. 中华医学会肝病学分会，中华医学会消化病学分会，中华医学会感染病学分会 . 原发性胆汁性肝硬化（又名原发性胆汁性胆管炎）诊断和治疗共识（2015）. 中华肝脏病杂志，2016，24（1）：5-13.

5. 尧颖，高建鹏，王辉，等 . 自身免疫性肝炎 - 原发性胆汁性胆管炎重叠综合征患者肝组织病理学特征 . 肝脏，2018，23（9）：769-771.

6. 叶立红，王翀奎，金鹏，等 . 药物性肝损伤与原发性胆汁性胆管炎引起胆管消失综合征的病理学特征比较 . 临床肝胆病杂志，2019，35（2）：359-363.

7. NATARAJAN R，BHATTACHARJEE A K，PRABHAKAR Y S. Chemo- and bioinformatics in the discovery of antimalarial drugs and arthropod repellents to

笔记

counter vector borne diseases （VBDs）. Curr Comput Aided Drug Des，2013，9（3）：299.

8. OTRANTO D，NAPOLI E，LATROFA M S，et al. Feline and canine leishmaniosis and other vector-borne diseases in the aeolian islands：Pathogen and vector circulation in a confined environment. Vet Parasitol，2017，236：144-151.

9. POST W M，VLEMMIX F，DE HUNDT M，et al. Does vaginal breech delivery have a future despite low volumes for training? Results of a questionnaire. Eur J Obstet Gynecol Reprod Biol，2018，229：123-126.

10. 韩莹，廖慧钰，刘燕敏，等 . 原发性胆汁性肝硬化患者胆管消失综合征的临床病理分析 . 中华风湿病学杂志，2014，18（4）：236-239.

（陈杰）

病例 10 男性原发性胆汁性胆管炎

病历摘要

【基本信息】

患者，男，51岁。主诉"肝病史9年伴乏力1个月"收入院。

9年前治疗结核病程中查肝功能异常，ALT 90 U/L，无发热、皮肤黄染、腹痛等表现，服用保肝药物治疗4个月后，肝功能好转。多次复查肝功能，ALP波动于100～210 U/L。3年前无诱因出现乏力、上腹不适，偶有皮肤瘙痒，就诊于我院，完善相关检查ANA阳性（1：320）核膜、核颗粒；AMA阳性（1：1000），gp210阳性（＋＋＋＋）；线粒体抗体IgG（M2）（＋＋＋），诊断为"原发性胆汁性胆管炎（PBC）"，给予UDCA等药物治疗。7个月前因右上腹不适于我院住院治疗，给予保肝对症支持治疗，病情好转出院。1个月前无明显诱因出现乏力，周身肌肉疼痛，未予诊治，今为复查入院。自发病以来精神可，食量无变化，睡眠欠佳，小便黄，大便偏干，不规律，体重1个月减轻2.5 kg。

既往史：9年前患肺结核，应用抗结核药物诊断性治疗1个月，9年前于当地医院行"结核球"手术。

个人史：原籍出生，否认长期放射线或毒物接触史；吸烟20年，日均吸烟20支，戒烟9年。婚育史、家族史无特殊。

【体格检查】

T 36.6 ℃，BP 115/75 mmHg，P 78 次 / 分，R 19 次 / 分。神志清，精神可。慢性病容。肝掌（−），蜘蛛痣（−）。皮肤、巩膜无黄染。双肺呼吸音清，未闻及明显干、湿性啰音。心律齐，心率 78 次 / 分，各瓣膜听诊区未闻及病理杂音。腹软，无压痛、反跳痛及肌紧张，肝脾肋下未触及，移动性浊音（−），双下肢无水肿。

【辅助检查】

（1）实验室检查

WBC 5.38×10^9/L，Hb 134 g/L，PLT 153×10^9/L；ALT 22.3 U/L，AST 27.4 U/L，TBiL 14 μmol/L，DBiL 5.5 μmol/L，TP 76.5 g/L，ALB 40.9 g/L，GLB 35.6 g/L，TC 3.89 mmol/L，γ-GT 19.7 U/L，ALP 74.1 U/L，前 ALB 240.3 mg/L，TBA 37.3 μmol/L，CHE 6943 U/L，尿素 7.11 mmol/L，Cr 126.9 μmol/L，肾小球滤过率 56.45 mL/（min · 1.73 m^2），UA 349.5 μmol/L，葡萄糖 5.59 mmol/L；动态红细胞沉降率（ESR）31 mm/h；IgG 17.9 g/L，IgA 1.59 g/L，IgM 10 g/L，铜蓝蛋白 0.227 g/L；ANA 阳性（1:320）核膜、核颗粒，AMA 阳性（1:1000），gp210 阳性（＋＋＋＋）。线粒体抗体 IgG（M2）356.7 RU/mL；TT_3 1.34 nmol/L，TT_4 84.12 nmol/L，FT_3 4.2 pmol/L，FT_4 12.19 pmol/L，TSH 2.8952 mIU/L。甲型、丙型、乙型肝五项、戊型肝病毒学指标均阴性。

（2）影像学检查

胸部 CT 检查：两肺陈旧性病变，左肺间隔旁型肺气肿，双侧胸膜增厚。腹部平扫＋增强 CT 检查：①肝左叶局灶灌注异常，动门脉分流可能，建议 3 ～ 6 个月复查；②肝多发小囊肿；③脾大。胃镜：食管贲门裂孔疝，门脉高压性胃病。腹部超声检查：弥漫性肝病表现，脾大，胆囊壁毛糙增厚，胆囊壁胆固醇沉积（多发），目前未探及腹水。

（3）病理学检查

肝穿刺病理：原发性胆汁性胆管炎Ⅲ～Ⅳ期。

【诊断及诊断依据】

诊断：原发性胆汁性胆管炎肝硬化代偿期，慢性肾功能不全。

诊断依据：该患者为中年男性，慢性病程。胆系酶谱升高，AMA-M2 亚型抗体阳性，超声及腹部 CT 提示肝硬化。患者符合下列 3 个标准中的 2 个：①反映胆汁淤积的生物化学指标如 ALP 升高；② AMA 和 AMA-M2 均阳性；③肝穿刺活组织病理学检查符合 PBC。该患者符合①②条，故诊断成立。

【治疗及预后】

入院后完善相关检查，评估病情，继续保肝、UDCA、改善肾功能等治疗。患者病情平稳出院。

病例分析

1. 原发性胆汁性胆管炎诊断标准

PBC 是一种慢性肝内胆汁淤积性疾病。PBC 的自然史大致分为 4 个阶段。①第一阶段为临床前期：AMA 阳性，但生物化学指标无明显异常。②第二阶段为无症状期：主要表现为生物化学指标异常，但没有明显临床症状。③第三阶段为症状期：患者出现乏力、皮肤瘙痒等临床症状；从症状出现起，平均生存时间为 5 ～ 8 年。有症状患者的门静脉高压相关并发症 10 年内发生率为 10% ～ 20%，高于无症状患者。当患者出现食管胃底静脉曲张后，3 年的生存率仅为 59%，第一次出血后 3 年生存率约 46%。④第四阶段为失代偿期：患者出现消化道出血、腹水、肝性脑病等临床表现。此阶段以胆红素进行性升高为特点，当胆红素达到 34.2 μmol/L 时，平均生存时间为 4 年；达到 102.6 μmol/L 时，则标志着患者进入终末阶段，平均生存时间仅为 2 年。PBC 早期患者，大多数无明显临床症状。有研究表明，约 1/3 的患者可长期无任何临床症状，但是大多数无症状患者会在 5 年内出现症状。我国文献总结显示乏力和皮肤瘙痒是最常见的临床症状。此外，随着疾病的进展及合并其他自身免疫性疾病，可出现胆汁淤积症相关的临床表现和自身免疫性疾病相关的临床表现。

　　诊断要点：①以中年女性为主，其主要临床表现为乏力、皮肤瘙痒、黄疸、骨质疏松和脂溶性维生素缺乏，可伴有多种自身免疫性疾病，但也有很多患者无明显临床症状。②生物化学检查：ALP、γ-GT 明显升高最常见；ALT、AST 可轻度升高，通常为（2 ～ 4）ULN。③免疫学检查：免疫球蛋白升高以 IgM 为主，AMA 阳性是最具诊断价值的实验室检查，其中以第 2 型（AMA-M2）最具特异性。④影像学检查：对所有胆汁淤积患者均应进行肝胆系统的超声检查；超声提示胆管系统正常且 AMA 阳性的患者，可诊断 PBC。⑤肝活组织病理学检查：AMA 阴性者，需进行肝活组织病理学检查才能确定诊断。

2. 原发性胆汁性胆管炎的监测

所有 PBC 患者的一线药物治疗方法为口服 UDCA，剂量为 13 ～ 15 mg/（kg·d）。若患者能耐受，则应终身治疗。所有 PBC 患者在接受 UDCA 治疗 1 年后，需通过评估生化指标的应答情况进行个体化风险分层，以鉴定疾病进展风险最高的人群。需要前瞻性研究更好地评估风险分层指标。若 UDCA 治疗的患者 ALP ＞ 1.67 倍正常值上限（ULN）和（或）胆红素升高＞ 2 ULN，则应考虑为高风险患者。对于该类患者，需随机对照试验证据以明确二线治疗方法。对 UDCA 无应答、晚期肝纤维化 / 肝硬化、门静脉高压或症状复杂的患者应住院治疗。若医疗条件和治疗路径允许，非肝硬化、对 UDCA 应答且无严重症状的患者可在基层治疗。所有胆红素＞ 50 μmol/L（包括接受 UDCA 治疗的患者）或失代偿期肝病患者，应考虑肝移植。

📋 病例点评

PBC 是自身免疫性肝病中患病最多的病例，诊断较 AIH 简单，近年来欧洲肝病研究学会指南将 gp210、Sp100 作为原发性胆汁性胆管炎诊断标准之一，为不能行肝组织活检的患者增加了诊断方法。此病例特点患者为男性，而原发性胆汁性胆管炎患者以女性为主，男女之比为 1∶9，男性患者易被忽视，需引起临床注意。

参考文献

1. MARUYAMA H，KONDO T，SEKIMOTO T，et al. Retrograde detection of the intrahepatic portal vein in primary biliary cirrhosis：is sinusoidal blockage the underlying pathophysiology?. Eur J Gastroenterol Hepatol，2015，27（3）：321-327.

2. LLEO A，JEPSEN P，MORENGHI E，et al. Evolving trends in female to male incidence and male mortality of primary biliary cholangitis. Sci Rep，2016，6：25906.

3. FAN J，WANG Q，SUN L. Association between primary biliary cholangitis and osteoporosis：meta-analysis. Clin Rheumatol，2017，36（11）：2565-2571.

4. FAN X，WANG T，SHEN Y，et al. Underestimated male prevalence of primary biliary cholangitis in china：Results of a 16-yr cohort study involving 769 patients. Sci Rep，2017，7（1）：6560.

5. YANG F，YANG Y，WANG Q，et al. The risk predictive values of UK-PBC and GLOBE scoring system in Chinese patients with primary biliary cholangitis：the additional effect of anti-gp210.Aliment Pharmacol Ther，2017，45（5）：733-743.

6. LIAO C Y，CHUNG C H，CHU P，et al. Increased risk of osteoporosis in patients with primary biliary cirrhosis. PLoS One，2018，13（3）：e0194418.

7. MINUK G Y，ILIANT V，ZHOU N，et al. Concomitant nonalcoholic fatty liver disease does not alter the activity，severity or course of primary biliary cholangitis. Liver Int，2018，38（6）：1110-1116.

8. NEVENS F. PBC-transplantation and disease recurrence. Best Pract Res Clin Gastroenterol，2018，34-35：107-111.

（边新渠）

病例 11　非原发性胆汁性胆管炎所致的肝内胆管炎

病历摘要

【基本信息】

患者，女，55 岁，主因"发现血小板降低，门静脉增宽 1 个月"收入院。

1 个月前在体检时发现血小板（PLT）降低，为 $87 \times 10^9/L$，无乏力、消瘦、发热、皮肤黏膜出血、紫癜、瘀斑、牙龈出血。于外院就诊，查体见血常规：PLT $65 \times 10^9/L$，WBC $3.7 \times 10^9/L$，Hb 118 g/L；肝功能：AST 36 U/L，TBiL 9.2 μmol/L，ALB 40.6 g/L；乙肝表面抗体、核心抗体（＋），丙型、戊型肝炎病毒标志物（－）；门静脉、下腔静脉血管超声未见异常；胃镜提示反流性食管炎、慢性非萎缩性胃炎伴糜烂、胃息肉；骨髓穿刺＋活检：骨髓增生大致正常；腹部 B 超提示肝实质回声稍增粗，欠均匀，脾大，脾静脉增宽；腹部 CT 提示门脾静脉增粗，脾大，贲门胃底周围静脉曲张，考虑门脉高压可能，肝门部多发淋巴结，为进一步诊治收治入院。

既往史、个人史、月经史、婚育史、家族史无特殊。

【体格检查】

T 36.0 ℃，BP 110/70 mmHg，P 70 次 / 分，R 20 次 / 分。神志清，精神可，肝掌（－）蜘蛛痣（－），全身浅表淋巴结未触及肿大，巩膜无黄染，双肺呼吸音清，未闻及干、湿性啰

音，心律齐，未闻及杂音，腹软，无压痛及反跳痛，肝肋下
2 cm，剑突下5 cm，质软，有压痛，表面光滑，脾肋下4 cm，
质软，Murphy 征（−），肝区叩痛（−），移动性浊音（−），肠
鸣音4次/分，双下肢无水肿，踝阵挛（−），扑翼样震颤（−）。

【辅助检查】

（1）实验室检查

HBsAg（−），Anti-HBs 180.6（＋），Anti-HBc（＋），Anti-
HCV（−）；补体 C3 0.928 g/L，IgG 10.8 g/L，IgM 2.49 g/L，
铜蓝蛋白 0.335 g/L；总三碘甲状腺原氨酸 2.08 nmol/L，总甲
状腺素 117.66 nmol/L，游离三碘甲状腺原氨酸 4.75 pmol/L，
游离甲状腺素 14.54 pmol/L，促甲状腺激素 2.568 mIU/L；ALT
28.8 U/L，AST 34.9 U/L，TBiL 9.5 μmol/L，ALB 44.4 g/L，γ-GT
37.5 U/L，ALP 96.5 U/L；自身抗体系列：ANA ≥ 1∶1000 核
颗粒、胞浆颗粒，AMA（−），SMA（−），LKM（−），抗肝特
异蛋白抗体（−），抗着丝点抗体 ACA（−）；抗核抗体谱：抗
RNP 抗体（−），抗 SSA 抗体（−），抗 SSB 抗体（−），抗 Sm
抗体（−），抗 Scl-70 抗体（−），抗 ds-DNA 抗体（−），抗 Jo-1
抗体（−），抗核小体抗体（−），抗组蛋白抗体（−），抗着丝点
抗体 B（＋＋＋＋），抗核糖体抗体（−）；线粒体抗体 IgG：线
粒体抗体 IgG（M2）＜ 25 RU/mL；肝抗原谱：抗可溶性肝
原/肝胰岛素抗原抗体（−），Sp100（−），gp210（−），LC-1（−），
LKM-1 型（−）。

（2）影像学检查

腹部 CT 三维成像检查：肝硬化，脾大，侧支循环形成；
胆道磁共振检查：未见明显异常；肝组织病理提示胆管慢性非

化脓性炎症。

【诊断及诊断依据】

诊断：肝内胆管炎，门脉高压症，脾功能亢进，侧支循环形成。

诊断依据：中年女性，慢性病程，起病隐匿。既往体健，无饮酒史，无毒物、药物接触史。此次因发现 PLT 降低，门脉增宽入院，外院查肝功能大致正常，病原学标志无阴性，入院查体肝脾大。实验室检查 ANA（1∶1000），抗着丝点抗体 B（＋＋＋＋），AMA 及其 M2 亚型阴性，其他自身抗体均阴性，腹部 CT 提示肝硬化，脾大，侧支循环形成；胆道磁共振未见大胆道病变，肝组织活检提示小胆管慢性非化脓性炎症。病理为非化脓性胆管炎，但无原发性胆管炎特异性自身抗体（AMA、AMA-M2、gp210 抗体，Sp100 抗体），生化指标正常，胆管炎诊断成立，但尚不符合原发性胆汁性胆管炎诊断标准。

【治疗及预后】

给予 UDCA 胶囊 250 mg，每日 3 次治疗；同时予补钙及维生素 D 治疗。肝功能持续正常，但食管静脉曲张加重。

病例分析

1. 门脉高压伴小胆管炎疾病

PBC 为慢性非化脓性胆管炎，进一步可发展为肝硬化、门脉高压，该疾病可同时具备小胆管炎及门脉高压的表现。PBC 的诊断标准为符合下列 3 个标准中的 2 个：①反映胆汁淤积的生物化学指标（如 ALP）升高；②血清 AMA 或 AMA-M2 阳性；

③肝组织病理学符合PBC。2017年欧洲肝脏研究学会（EASL）指南推荐对于AMA阴性的胆汁淤积患者可以结合gp210和Sp100抗体阳性协助PBC的诊断。该患者未能达到PBC的诊断标准，仅病理表现为小胆管炎Ⅰ期，ALP水平正常，有研究报道早期AMA阳性的PBC患者，可表现为ALP水平正常。PBC患者预后存在2种模式，一种表现为肝衰竭，另一种表现为门脉高压。ACA阳性的PBC患者是出现门脉高压的相关因素。该患者是否为AMA阴性、ACA阳性的早期PBC值得鉴别。

2. 干燥综合征

原发性干燥综合征（pSS）是一系统性自身免疫性疾病，除口、眼腺体受累外，内脏器官（如肾、肺、肝、胰等）也可受到侵犯。肝损伤主要的病理改变与它对泪腺、唾液腺上皮一样，对胆管上皮造成损伤。病理上可以表现为与PBC类似的非化脓性胆管炎。国内外报道pSS肝损伤发生率为6%～20%。文献报道pSS患者中ACA阳性率不同研究报道为1%～13%。ACA阳性的pSS患者抗SSA/SSB抗体的阳性率均低于ACA阴性患者，同时，ACA阳性的pSS患者肝脏受累的发生率高于ACA阴性患者，该患者临床表现尚未达到SS的诊断表现，需进一步随访有无相应症状、体征及病理改变的出现。

病例点评

虽然患者病理有PBC表现，但临床表现缺乏特异性抗体阳性及 γ-GT、ALP升高的PBC证据，因此，该病例仅依靠病理诊断考虑为PBC不妥。病例特点以门脉高压为首发症状，不伴有肝损伤，ANA（1∶1000），ACA抗体（＋＋＋＋），目前难以诊断为具体疾病，只诊断肝内胆管炎更合适，该患者需要长期随访，监测自身抗体等免疫相关指标及并发症变化，必要时再次行肝活检。

参考文献

1. 卢慧，张文.抗着丝点抗体在多种疾病的临床意义.中华临床免疫和变态反应杂志，2018，12（6）：650-654.

2. DE LISO F，MATINATO C，RONCHI M，et al. The diagnostic accuracy of biomarkers for diagnosis of primary biliary cholangitis（PBC）in anti-mitochondrial antibody（AMA）-negative PBC patients：a review of literature. Clin Chem Lab Med，2017，56（1）：25-31.

3. SUN C，XIAO X，YAN L，et al. Histologically proven AMA positive primary biliary cholangitis but normal serum alkaline phosphatase：Is alkaline phosphatase truly a surrogate marker?. J Autoimmun，2019，99：33-38.

4. SUN Y，ZHANG W，LI B，et al. The coexistence of sjögren's syndrome and primary biliary cirrhosis：a comprehensive review. Clin Rev Allergy Immunol，2015，48（2-3）：301-315.

5. SELMI C，GERSHWIN M E. Chronic autoimmune epithelitis in sjögren's syndrome and primary biliary cholangitis：A comprehensive review. rheumatol Ther，2017，4（2）：263-279.

（杜晓菲）

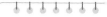

病例 12 原发性胆汁性胆管炎合并药物性肝损伤

病历摘要

【基本信息】

患者，女，38岁，主因"皮肤黄染3周"收入院。

患者3周前无明显诱因出现皮肤、巩膜黄染，伴有乏力、纳差，就诊于当地医院，查肝功能：ALT 53.2 U/L，AST 68.6 U/L，CHE 5761 U/L，ALB 35.6 g/L，TBiL 181.2 μmol/L，DBiL 123 μmol/L，ALP 326.1 U/L，γ-GT 404.6 U/L，嗜肝病毒学指标检测均阴性，腹部超声提示脾大，胆囊炎性改变伴息肉，给予保肝支持后患者黄疸无明显下降，为进一步诊治来我院。

既往史：入院前2个月服中药汤剂（成分含何首乌）。既往体健，体型偏瘦。

【体格检查】

神志清，精神可，面色晦暗，肝掌（－），蜘蛛痣（－），皮肤、巩膜重度黄染。心肺（－），腹软，无压痛、反跳痛，肝脾肋下未触及，Murphy征（＋），移动性浊音（－），肠鸣音正常，双下肢无水肿，神经系统查体无异常。

【辅助检查】

（1）实验室检查

AMA IgG（M2）29.7 RU/mL，SLA/LP阴性（－），gp210

阳性（＋＋＋＋）；IgG 19.5 g/L；ANA 阳性（1∶1000）核颗粒、核膜，AMA 阳性（1∶100）。

（2）影像学检查

腹部 CT：①肝大；②脾稍大。胸部 CT 平扫：右侧胸膜增厚；电子胃镜检查：慢性浅表性胃炎；MRCP：肝门区胆管局部稍纤细，肝右动脉压迹。

（3）病理学检查

病理诊断结果：胆管消失综合征，结合临床符合 PBC Ⅱ～Ⅲ 期。免疫组化：HBsAg（－），HBcAg（－），CK7（胆管＋＋），CK19（胆管＋）。

【诊断及诊断依据】

诊断：原发性胆汁性胆管炎 Ⅱ～Ⅲ 期，胆管消失综合征，药物性肝损伤胆汁淤积型（RUCAM 评分 7 分）。

诊断依据：患者为青年女性，肝功能异常以 γ-GT 及 ALP 升高为主，M2 阳性，gp210 阳性，肝组织学病理提示 PBC Ⅱ～Ⅲ 期，故目前可以诊断为 PBC。患者此次急性病程，黄疸较重，IgG 升高，结合患者发病前肝损伤药物服用史，考虑合并药物性肝损伤，RUCAM 评分 7 分。

【治疗】

患者考虑上述诊断，给予 UDCA 口服，甲泼尼龙 20 mg 静脉滴注，每日 1 次，加强抑酸、保护胃黏膜及补钙治疗，治疗 2 周后，患者 TBiL 从 190 μmol/L 下降至 120 μmol/L，激素逐渐减量。患者因胆汁淤积存在高胆固醇血症，予以联合瑞舒伐他汀治疗。1 个月后复查 TBiL 62 μmol/L，DBiL 37 μmol/L，ALP 218 U/L，γ-GT 226 U/L，IgG 17 g/L。

病例分析

1. 原发性胆汁性胆管炎合并急性 DILI

PBC 是一种慢性肝内胆汁淤积性疾病。该患者存在临床生化指标提示胆汁淤积，并具有 PBC 特异性自身抗体 AMA 及 gp210，病理改变符合非化脓性胆管炎特点，符合 PBC 的诊断。但 PBC 多隐匿起病，短期内胆红素升高需考虑其他肝损伤因素，我院临床观察发现 PBC 患者短期内胆红素升高需考虑合并感染其他肝炎病毒、用药及过量饮酒。该患者此次急性发病前曾应用含何首乌成分的中药，需鉴别 PBC 因素合并 DILI。

2. 原发性胆汁性胆管炎样 DILI

该患者急性起病，发病前存在用药史（含何首乌成分的中药）。临床特点表现为胆汁淤积症状及明显的胆管酶学指标升高。R 值 < 2，符合胆汁淤积型 DILI。该患者 AMA/M2 阳性，gp210 阳性，我院曾报道 AMA/M2 阳性肝损伤患者中 4.4% 为 DILI，我院肝病免疫科也发现胆汁淤积型 DILI 中 gp210 阳性，是否为 DILI 伴 PBC 特异性抗体阳性，或药物诱导的 PBC 值得进一步随访观察。

3. 激素治疗指征

患者诊断 PBC 合并 DILI，该疾病的激素治疗均非首选治疗方案，PBC 患者应用激素治疗一般在 UDCA 治疗应答不佳或重叠 AIH 时使用，DILI 患者使用激素为超敏或自身免疫征象明显，且停用肝损伤药物后生物化学指标改善不明显甚或继

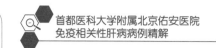

续恶化的患者。但此次患者非单纯 PBC，为合并药物性肝损伤
胆汁淤积型，故给予激素治疗。

📋 病例点评

　　根据患者起病情况及肝病理表现诊断为 PBC 基础上合并
DILI 明确。PBC 起病隐匿，不易被发现，在 PBC 基础上合并
DILI 时病情多较重。病理有胆管消失，胆汁淤积明显，有应用
激素指征。该病例的难点是治疗，应用激素后患者的胆红素下
降较满意。因此，对于 PBC 患者短期内出现胆红素明显上升，
需要进一步除外药物或其他原因所致。

参考文献

1. VISENTIN M，LENGGENHAGER D，GAI Z，et al. Drug-induced bile duct injury.
Biochim Biophys Acta Mol Basis Dis，2017（8）：33.

2. 卢慧,张文.抗着丝点抗体在多种疾病的临床意义.中华临床免疫和变态反应杂志，
2018，12（6）：650-654.

3. 中华医学会肝病学分会药物性肝病学组.药物性肝损伤诊治指南.实用肝脏病杂
志，2017，20（2）：后插 1-18.

（任姗）

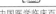

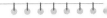

病例 13 原发性胆汁性胆管炎基础上并发肝癌

病历摘要

【基本信息】

患者，女，61 岁，主因"肝功能异常 3 年，乏力、尿黄 2 个月"收入院。

3 年前体检时发现肝功能异常，ALT 100 U/L，AST 120 U/L，未重视。近半年患者体重逐渐下降，2 个月前开始出现尿黄、乏力，于当地医院行结肠镜未见异常，胃镜提示非萎缩性胃炎，反流性食管炎；实验室检查肿瘤标志物未见异常，肝功能提示 ALT 134 U/L，AST 130 U/L，TBiL 73 μmol/L，γ-GT 1505 U/L，ALP 869 U/L，病毒性学指标阴性，行腹部 CT 检查发现肝右叶 1.4 cm，考虑小肝癌可能，肝左叶多发不典型增生结节（DN）可能性大，肝硬化，脾大，双侧胸腔少量积液。当地医院保肝治疗无明显好转，为进一步诊治来我院。

既往史：变异性哮喘 13 年，自服平喘药物可缓解，近年每年冬天发作，间断服用中药。10 年前体检发现甲状腺结节，定期复查甲状腺B超无变化。对氨茶碱过敏，表现为意识不清。

家族史：父亲已故，死于肺栓塞；母亲已故，死于糖尿病，一个妹妹患宫颈癌，哥哥患糖尿病。

【体格检查】

神志清，精神可，面色晦暗，肝掌（＋），蜘蛛痣（－），皮肤、巩膜重度黄染。心肺（－），腹软，无压痛、反跳痛，肝脾肋下未及，Murphy征（＋），移动性浊音（－），肠鸣音正常，双下肢无水肿，神经系统查体无异常。

【辅助检查】

（1）实验室检查

WBC 9.18×10^9/L，Hb 97 g/L，PLT 208×10^9/L；PTA 106%。ALT 33.8 U/L，AST 176.7 U/L，TBiL 135.5 μmol/L，DBiL 105 μmol/L，TP 73.9 g/L，ALB 34.2 g/L，γ-GT 967.8 U/L，ALP 1106 U/L，CHE 2673 U/L；IgG 22.2 g/L；ANA 阳性（1∶1000），AMA 阳性（1∶1000），抗着丝点抗体阳性（1∶1000），抗着丝点抗体 B 阳性（＋＋）；AMA IgG（M2）403.7 RU/mL；AFP 8.6 ng/mL。

（2）影像学检查

上腹部 MR：①肝左叶外侧段及右叶后下段占位，恶性可能性大；②肝硬化伴多发再生结节，脾大；③肝右叶多发局灶灌注异常。普美显核磁提示肝癌。

【诊断及诊断依据】

诊断：原发性胆汁性胆管炎失代偿期；肝内占位性质待查，原发性肝癌可能性大。

诊断依据：患者为老年女性，肝功能异常 3 年入院，γ-GT、ALP升高，AMA、AMA IgG（M2）阳性，PBC诊断明确，结合肝功能考虑处于失代偿期，合并低蛋白血症及胸腔积液；患者外院 MRI 提示肝内占位，普美显核磁及外科、介入科会诊均考虑肝癌。

【治疗及随访】

予以 UDCA 胶囊及蛋白支持治疗。建议患者首选肝移植，或待胆红素降至 50 μmol/L 以下试行介入治疗，但有肝功能重度损伤风险，患者家属要求内科保守治疗，拒绝肝移植。患者目前已经治疗 UDCA 2 个月，近期当地医院复查 ALT 12.6 U/L，AST 88.3 U/L，TBiL 65.1 μmol/L，DBiL 48.9 μmol/L，TBA 81.8 μmol/L，ALP 599 U/L，γ-GT 980 U/L，MRI 较前无明显变化。

病例分析

PBC 合并 HCC：PBC 患者同样会发展为肝硬化、肝衰竭，甚至肝癌，PBC 的 HCC 发生率为 0.76% ～ 5.9%，男性 PBC 患者 HCC 的发病率明显高于女性，研究显示男性是 PBC 患者发生 HCC 的独立危险因素，女性 HCC 主要发生于 50 岁以上的中老年患者，而在年轻女性中罕见。该病例为 60 岁女性患者，临床虽少见，但也应引起注意。

病例点评

PBC 起病隐匿，因而早期不易被发现，该例患者肝病史虽只有 3 年，但发现时已发展至肝硬化阶段，UDCA 疗效差，临床进展快。PBC 并发肝癌的发生率低于病毒性肝炎，且女性低于男性。此患者有肿瘤家族史，UDCA 疗效差，发病时已是肝硬化阶段都是肿瘤发生的高危因素，提示临床对类似情况的患者应加强肿瘤监测。

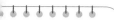

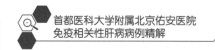

中国医学临床百家

参考文献

1. HIRSCHFIELD G M，BEUERS U，CORPECHOT C，et al. EASL clinical practice guidelines：The diagnosis and management of patients with primary biliary cholangitis. J Hepatol，2017，67（1）：145-172.

2. ALTAMIRANO-BARRERA A，URIBE M，LAMMERT F，et al. Bile acids and the risk for hepatocellular carcinoma in primary biliary cholangitis. Ann Hepatol，2016，15（3）：453-454.

3. CHEUNG K S，SETO W K，FUNG J，et al. Prediction of hepatocellular carcinoma development by aminotransferase to platelet ratio index in primary biliary cholangitis. World J Gastroenterol，2017，23（44）：7863-7874.

（任姗）

病例 14　良性复发性肝内胆汁淤积

病历摘要

【基本信息】

患者，女，33 岁。主诉"反复肝功能异常 8 年，乏力、食欲减退 2 个月，尿黄 1 个月"收入院。

8 年前患者怀孕 3 个月时无明显诱因出现皮肤、巩膜黄染，尿黄，因检查发现胎儿畸形于怀孕 6 个月行引产术，术后出现乏力、腹胀、尿黄加重，白陶土色便，于当地医院检查发现 TBiL 135.6 μmol/L 转我院。于我院实验室检查转氨酶轻度升高，TBiL、ALP、TBA、TG 升高，γ-GT 正常，PTA 110%。嗜肝病毒学指标检测均阴性，自身抗体、免疫球蛋白正常，行肝活检，病理提示：良性复发性肝内胆汁淤积，需除外 DILI。行基因检测 ATP8B1 未见异常。住院期间转氨酶正常，胆红素升高最高达 247 μmol/L，应用"甲泼尼龙、UDCA 胶囊"治疗 112 天后胆红素降至 5 μmol/L，病情好转出院。出院后间断复查肝功能正常。于 1 年半之前自行停用 UDCA。1 个月前劳累后出现恶心、尿黄，伴有皮肤瘙痒及灰白色便，症状逐渐加重，家人发现皮肤、巩膜黄染，为进一步诊治再次住院。

既往史：幼年时（1 岁以内）曾出现黄疸，具体情况不详。11 年前因胆囊结石行胆囊切除术，同年因"脾错构瘤"行脾切除术，对青霉素、磺胺类、大环内酯类药物过敏。常年睡眠不佳，间断服用艾司唑仑、劳拉西泮等药物治疗。无高血压、糖尿病、心脏病等慢性病史。无烟酒嗜好，无放射线或毒物接触史。父亲患糖尿病，母亲体健，双胞胎妹妹体健。

【体格检查】

T 36.7℃，BP 115/75 mmHg，P 78 次 / 分，R 16 次 / 分。体格瘦小，神志清，精神可，全身淋巴结未触及肿大，皮肤、巩膜黄染，肝掌（－），蜘蛛痣（－），心肺无异常。腹部平软，压痛（－），反跳痛（－），Murphy 征（－），肝脾肋下未触及，移动性浊音（－），双下肢无水肿，神经系统查体（－）。

【辅助检查】

（1）实验室检查

ALT 26 U/L，AST 34 U/L，TBiL 150.2 μmol/L，DBiL 109.8 μmol/L，ALB 31.5 g/L，CHE 2447 U/L，γ-GT 14.5 U/L，ALP 191.7 U/L，TBA 261.6 μmol/L，PTA 107%，甲型、乙型、丙型、戊型肝炎病毒抗体阴性，EBV、CMV 抗体阴性。自身抗体、免疫球蛋白、铜蓝蛋白、甲状腺功能未见异常表现。

再次行代谢性肝病疾病基因检测到 3 个杂合突变：UGT1A1：c.1456T ＞ G，p.Tyr 486 Asp；ABCB11：c.1638 G ＞ T，p.Gln546His；ABCB11：c.1907A ＞ G，p.Glu636Gly。

（2）影像学检查

腹部 B 超检查：弥漫性肝病表现，肝右叶高回声结节，血管瘤可能性大；肝囊肿。肝硬度检测（FibroScan）：15.9kPa。MRCP 检查：肝右胆管远端粗细不均匀，管壁毛糙，肝内胆管稀疏，末段显示欠佳，左右肝管、胆囊管扩张；肝内胆管炎。MRCP 提示肝内外胆管增宽，考虑胆囊切除术后代偿性改变。腹部 CT 检查：肝多发囊肿；肝右叶血管瘤可能，肝左叶小强化结节，小血管瘤可能。脾切除术后改变，胆囊切除术后改变。

（3）病理学检查

肝穿刺病理（图 14-1）：小叶结构清晰可辨，中心可见淤胆改变，高倍镜下见毛细胆管扩张，内含粗大胆栓，肝细胞内淤胆；汇管区少量炎细胞浸润。中央静脉周围可见轻重不等的纤维化，有的形成间隔。结合病史诊断为良性复发性肝内胆汁淤积Ⅱ型。

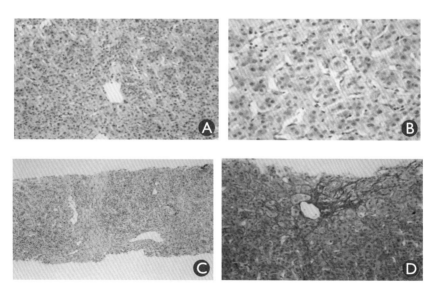

A. 左上 HE 染色（×100）；B. 马松染色（×200）；C. HE 染色（×200）；
D. HE 染色（×400）。

图 14-1 肝穿刺病理

【诊断及诊断依据】

诊断：进行性家族性肝内胆汁淤积（progressive familial intrahepatic cholestasis，PFIC）Ⅱ型，胆管炎。

诊断依据：患者以尿黄、皮肤黄染为主，皮肤瘙痒，大便颜色变浅。乏力、消化道症状不明显。实验室检查：未发现肝炎病毒指标现症感染证据，自身抗体阴性，免疫球蛋白正常。患者转氨酶正常，胆红素升高明显，以 DBiL 升高为主，γ-GT 正常，ALP 升高大于 1.5 倍正常上限，TBA 升高明显，反映肝合成储备功能的指标（ALB、CHE）下降。患者症状、体征及辅助检查均符合胆汁淤积诊断标准，病因学诊断目前除外病毒性肝炎、自身免疫性肝病；遗传代谢性疾病目前可除外肝豆状核变性、糖原累积病，结合该患者肝穿刺病理结果考虑进行性家族性肝内胆汁淤积Ⅱ型。

【治疗及预后】

给予腺苷蛋氨酸、UDCA 等药物治疗，胆红素逐渐下降。其后半年随访患者肝功能指标正常。

病例分析

1. 进行性家族性肝内胆汁淤积

进行性家族性肝内胆汁淤积（progressive familial intrahepatic cholestasis，PFIC）是一种以慢性胆汁淤积为特征的常染色体隐性遗传性疾病，由毛细胆管转运蛋白基因 ATP 结合盒转运蛋白基因突变所致，共分为 3 种类型，其引起胆汁淤积的基因不同，1 型、2 型及 3 型分别为 *ATP8B1*、*ABCB11* 及 *ABCB4* 基因异常所致，其中 1 型及 2 型临床表现为 γ-GT 正常的胆汁淤积，以 DBiL 升高为主。PFIC 1 型肝组织学检查提示纤维化，但无胆管增生，大多数患者在 12 岁前进展至终末期肝病。

PFIC 2 型幼儿期临床表现、生化检查和进展期肝病的症状类似于 PFIC 1 型，肝组织学检查提示门静脉炎症和巨细胞肝炎。两种类型均进行性进展，病情较重。目前尚无有益治疗 PFIC 的方法，UDCA 对 1 型和 2 型 FPIC 治疗也无效。

2. 良性复发性肝内胆汁淤积

良性复发性肝内胆汁淤积（benign recurrent intrahepatic cholestasis，BRIC）以反复发作的自限性严重瘙痒、胆汁淤积和黄疸为特征，可持续数周至数月，常有数月或数年的无症状期。每次发作不会发生进行性肝损伤和肝硬化。肝组织学检查显示，胆汁淤积伴胆管阻塞、门管区扩张、单核细胞浸润和某些肝细胞变性。缓解期肝组织学和肝功能正常。BRIC 也分为两种类型，1 型和 2 型对应基因与 PFIC 相同，但两者的基因突变位点不同，导致胆汁转运泵功能下降不同，临床表现存在一定的差异。

病例点评

这个病例是临床 + 病理 + 基因检测联合诊断病例，第一次病理与基因检测不一致，是因为基因检测外显子位点不全所致，第二次采用遗传性疾病高通量测序最终发现致病基因。遗传性疾病以基因检测为金标准，但临床与基因检测有冲突时应谨慎分析病例，必要时重复肝活检与基因检测。目前多种原因导致的肝内胆汁淤积性疾病多见，临床在诊断时应按照指南的路线图进行排查。

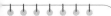
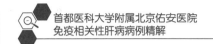

参考文献

1. GAUR K, SAKHUJA P. Progressive familial intrahepatic cholestasis: A comprehensive review of a challenging liver disease. Indian J Pathol Microbiol, 2017, 60 (1): 2-7.

2. VAN DER WOERD W L, VAN MIL S W, STAPELBROEK J M, et al. Familial cholestasis: progressive familial intrahepatic cholestasis, benign recurrent intrahepatic cholestasis and intrahepatic cholestasis of pregnancy. Best Pract Res Clin Gastroenterol, 2010, 24 (5): 541-543.

（张小丹）

病例 15　原发性胆汁性胆管炎合并肝衰竭

病历摘要

【基本信息】

患者，女，58岁，因"病史9年余，食欲减退、尿黄1个月"收入院。9年前出现乏力、轻度腹胀，无消瘦、发热，无皮肤、巩膜黄染。于外院就诊，检查结果不详，诊断为原发性硬化性胆管炎，开始予以 UDCA 胶囊 250 mg，每日 3 次，治疗 2 年，患者肝功能正常，UDCA 胶囊 250 mg 减为每日 2 次治疗，期间患者肝功能均为正常，定期监测腹部超声未提示肝硬化。1 个月前出现发热，最高体温 39.3℃，自觉乏力、纳差，进食量明显减少，减少至正常食量的 1/2，轻度腹胀，尿黄。自服解热镇痛药治疗，于当地医院门诊就诊，EB 病毒阳性，给予抗病毒、保肝、退黄支持治疗后患者体温正常，但 ALT 逐渐升高至 300 ~ 400 U/L，TBiL 升至 80 ~ 120 µmol/L，肝穿刺提示肝小叶坏死，PBC，不考虑合并 AIH，患者 PTA 下降，肝功能无明显改善，为进一步诊治收入院。患者自发病以来精神可，睡眠无改变，尿黄，大便正常，体重无变化。

既往史：否认手术、外伤史，有解热镇痛药服用史，否认长期大量饮酒史，否认肝病家族史、肿瘤家族史。

【体格检查】

神志清，慢性病容，皮肤黄染，肝掌（ー），蜘蛛痣（ー），

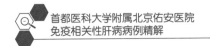
巩膜重度黄染，呼吸音正常，心率 88 次 / 分，心律齐，腹部平坦，无肌紧张，无压痛，无反跳痛，Murphy 征（－），肝未触及，脾未触及，移动性浊音（－），无肝区叩痛，肝上界位于右锁骨中线第 5 肋间，肠鸣音 4 次 / 分，无下肢水肿，踝阵挛（－），扑翼样震颤（－）。

【辅助检查】

（1）实验室检查

ALT 36.2 U/L，AST 226.7 U/L，TBiL 183.1 μmol/L，DBiL 62.1 μmol/L，ALB 27.1 g/L，TC 3.7 mmol/L，三酰甘油 1.84 mmol/L，γ-GT 272.2 U/L，ALP 137 U/L，PALB 56.1 mg/L，TBA 171.5 μmol/L。尿素 3.96 mmol/L，Cr 43.1 μmol/L，钾 3.32 mmol/L，钠 140.4 mmol/L，氯 108 mmol/L。PTA 39%。AMA IgG（M2）＞ 800 RU/mL。ANA 阳性（1∶100）核颗粒，AMA 阳性（1∶1000），SMA 阴性，LKM 阴性，抗肝特异蛋白抗体阴性，SLA/LP 阴性，Sp100 阴性，gp210 阴性，LC-1 阴性，IgG 29 g/L，IgA 4.52 g/L，IgM 3.16 g/L，补体 C_3 0.649 g/L，补体 C_4 0.093 g/L。

（2）影像学检查

彩超检查示弥漫性肝病表现，肝右叶高回声结节（性质待定），胆囊结石，胆囊壁毛糙，左肾结石？盆腔积液。MRCP：①肝内胆管炎可能；②肝右叶囊肿；③脾大。CT 三维成像：①肝炎性改变；②脾大，副脾；③胆囊炎，胆囊结石；④肝右叶小囊肿。

（3）病理学检查（1 年前外院病理片，我院会诊）

肝穿刺符合原发性胆汁性胆管炎，Ⅰ 期；合并 DILI 不除外。免疫组化：HBsAg（－），HBcAg（－），CK7（胆管＋），CK19（胆管＋），MUM1（浆细胞＋）。

病理检查：见图 15-1。

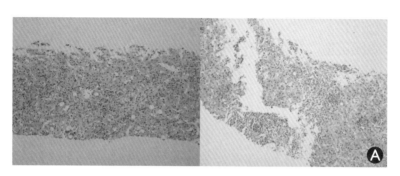

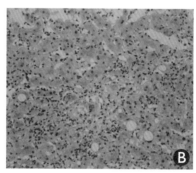

A. 上 HE 染色（×100）；B. HE 染色（×200）。

图 15-1　病理检查

【诊断及诊断依据】

诊断：原发性胆汁性胆管炎，药物性肝衰竭，低蛋白血症，胆囊结石，胆囊炎。

诊断依据：结合患者临床表现、实验室检查及病理，符合 PBC 诊断标准。此次有药物接触史之后出现肝损伤加重，结合实验室及病理检查考虑上述诊断成立。

【治疗及预后】

入院后给予保肝、降酶、退黄及对症支持治疗。患者病理提示 PBC 基础上合并严重肝细胞损伤，炎症明显，且 ALB、CHE、PTA 均下降明显，出现腹水，存在肝衰竭。免疫球蛋白明显升高，给予甲泼尼龙 30 mg/d，逐渐减量。患者肝功能缓慢好转，激素减量为 10 mg/d 继续治疗，病情稳定出院。患者出院后无不适，定期复查肝功能、免疫球蛋白逐渐恢复正常。

📋 病例分析

1. 原发性胆汁性胆管炎与肝衰竭

PBC 为慢性进展性非化脓性胆管炎，病情进展较慢，在病理分期较早的情况下，给予 UDCA 治疗，能够明显改善预后，60% 以上的 UDCA 应答效果好的患者可以达到健康对照人群的寿命，即使在未应用 UDCA 干预的情况下，平均需要 2 年进展 1 个病理分期，PBC 所致的肝衰竭多为慢性肝衰竭。对于该患者半年前肝脏病理检测为 PBC Ⅰ期，短期内 PBC 患者不足以发展至肝衰竭。

2. EB 病毒肝损伤

EBV 感染所致肝损伤，80% ～ 90% 表现为轻中度短暂的肝功能异常，多呈自限性，预后良好。EBV 感染引起的肝脏炎症和急性病毒性肝炎表现类似，缺乏特异性症状，但 EB 感染可出现 90% 以上的发热和咽炎症状，可以进行鉴别。EBV 感染引起的慢性肝炎、肝硬化、AIH、重型肝炎，甚至死亡的病例近年来也陆续被报道。有文献报道 EBV 重叠感染可导致基础肝病加重和病程迁延，也可使病毒性肝炎慢性化、重症化，甚至可能与肝细胞癌（HCC）的发生发展有一定相关性。外院发热时，检查曾发现 EB 病毒阳性，可作为 PBC 患者急性加重的原因。

3. 药物性肝衰竭

药物性肝衰竭的发病率呈不断增多趋势，在美国成人急性肝衰竭中 50% 以上是由药物引起的，在我国药物性肝衰竭发生也仅排在病毒性肝衰竭后，发病率也较高。对乙酰氨基酚是导致急性肝衰竭最常见的药物之一。虽然慢性肝病基础的患者更易发生 DILI 的证据有限，但一旦发生，出现肝衰竭甚至死亡的风险更高。该患者存在慢性肝病基础，且此次加重前又应用解热镇痛药物，为药物性肝损伤及发现肝衰竭的高危人群。因此对于存在慢性肝病基础患者应用可能引起肝损伤药物的患者应严格评价用药的风险。

病例点评

该例患者是在明确 PBC 病史基础上合并 DILI、肝衰竭，临床进展快，因而早期评估病情，判断肝损伤原因及衡量激素治疗的利弊，选择合适的时机治疗是关键，但在激素应用过程中需严密监测感染、消化性溃疡等激素的并发症。

参考文献

1. ZIZZO A N, VALENTINO P L, SHAH P S, et al. Second-line agents in pediatric patients with autoimmune hepatitis：A systematic review and meta-analysis. J Pediatr Gastroenterol Nutr，2017，65（1）：6-15.

2. ROBERTS S K, LIM R, STRASSER S, et al. Efficacy and safety of mycophenolate

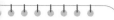 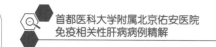

mofetil in patients with autoimmune hepatitis and suboptimal outcomes after standard therapy. Clin Gastroenterol Hepatol，2018，16（2）：268-277.

3. KOFTERIDIS D P，KOULENTAKI M，VALACHIS A，et al. Epstein barr virus hepatitis. Eur J Intern Med，2011，22（1）：73-76.

4. RAO S C，ASHRAF I，MIR F，et al. Dual infection with hepatitis B and epstein-barr virus presenting with severe jaundice，coagulopathy，and hepatitis b virus chronicity outcome. Am J Case Rep，2017，18：170-172.

（张小丹）

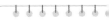

病例 16 药物性肝损伤合并胆汁淤积

病历摘要

【基本信息】

患者，女，42 岁。主诉"乏力、食欲减退、厌油 4 个月"收入院。

4 个月前服用妇科药物后（中成药），出现乏力、食欲减退、厌油腻。无发热，无皮肤、巩膜黄染，无皮肤瘙痒、恶心、呕吐、腹胀、腹痛。近日体检时发现肝功能异常，提示 AST 188.7 U/L， ALT 198.3 U/L，gp210 阳性，腹部 B 超未见异常，未给予药物治疗，为进一步诊治收住我科。患者自发病以来精神可、食量减少、睡眠无改变、小便正常、大便正常、体重无变化。

既往史：有宫颈肌瘤微创切除手术史。否认性病史。无过敏史。否认长期大量饮酒史。姐姐患自身免疫性肝病。

【体格检查】

神志清，精神可，面色晦暗，肝掌（–），蜘蛛痣（–），皮肤、巩膜无明显黄染。心肺（–），腹软，无压痛、反跳痛，肝脾肋下未触及，Murphy 征（–），移动性浊音（–），肠鸣音正常，双下肢无水肿，神经系统查体无异常。

【辅助检查】

（1）实验室检查

ALT 278 U/L，AST 273 U/L，TBiL 23.2 μmol/L，DBiL 9.2 μmol/L，

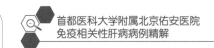
γ-GT 80.4 U/L，ALP 105 U/L，TBA 16.3 μmol/L，PTA 76%；ANA 阳性（1∶100）核膜、核颗粒型，AMA 阴性，SMA 阴性；抗核抗体谱均阴性；gp210（＋＋＋）。IgG 12.6 g/L，IgA 0.445 g/L，IgM 4.44 g/L，AMA IgG（M2）＜25 RU/mL。

（2）影像学检查

腹部 B 超提示弥漫性肝病表现，脾大，胆囊壁毛糙。

肝组织病理学检查提示：中度淤胆性肝炎，病变符合药物/化学性肝损伤。免疫组化：HBsAg（－），HBcAg（－），CK7（胆管＋），CK19（胆管＋），MUM1（浆细胞＋）。

病理检查：见图 16-1。

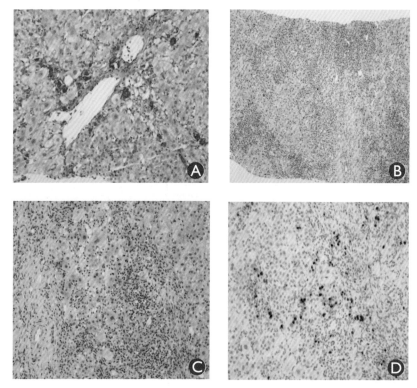

A. D-PAS 染色（×200）；B. HE 染色（×100）；C. HE 染色（×200）；
D. MUM1 染色（×100）。

图 16-1 病理检查

笔记

【诊断及诊断依据】

诊断：急性药物性肝损伤，胆汁淤积型，RUCAM 评分 6 分。

诊断依据：患者为中年女性，起病隐匿，乏力为主要表现，发病前有用药史；实验室检查肝功能异常明显，自身免疫指标有阳性表现；但肝穿刺病理提示 DILI，伴有胆汁淤积，无自身免疫性肝病的病理表现，故 DILI 诊断成立。

【治疗及预后】

患者入院后给予保肝治疗，患者肝功能逐渐好转，门诊定期复查随诊。患者出院后无不适，定期复查肝功能逐渐好转、免疫球蛋白正常，gp210 阴性。

病例分析

1. DILI 胆汁淤积型

DILI 临床分型包括肝细胞型、胆汁淤积型、混合型，其中胆汁淤积型生化指标标准为 ALP ≥ 2 ULN，且 R ≤ 2 [R =（ALT 实测值 /ALT ULN）/（ALP 实测值 /ALP ULN）]。胆汁淤积型 DILI 约占 DILI 总数的 30%。病理改变可对应淤胆性肝炎。

2. AMA 阴性原发性胆汁性胆管炎

PBC 患者中 5% ~ 10% 为 AMA 阴性，临床表现为慢性胆汁淤积，病理改变为非化脓性胆管炎，可伴有特异性自身抗体（如 Sp100、gp210）。该患者临床存在胆汁淤积表现，gp210 抗体阳性，但病理改变尚不完全符合 PBC 表现。gp210 抗体诊断 PBC 的敏感性虽没有 AMA 高，但特异性可达到 98%，需要动态监测病情变化，尤其 gp210 抗体是否转阴性。

病例点评

2018 年美国肝病研究学会 PBC 实践指南中提出，对 AMA 阴性的肝内胆汁淤积，如 gp210 抗体阳性不需要行肝活检即可诊断为 AMA 阴性 PBC。该患者有 gp210 抗体阳性，但病理提示 DILI，本次肝损伤是以药物为主要表现，有可能 PBC 尚处于临床前期，该患者需进一步临床随访 gp210 抗体及肝功能变化。

参考文献

1. HIRSCHFIELD G M，BEUERS U，CORPECHOT C，et al. EASL clinical practice guidelines：The diagnosis and management of patients with primary biliary cholangitis. J Hepatol，2017，67（1）：145-172.

2. 中华医学会肝病学分会药物性肝病学组 . 药物性肝损伤诊治指南 . 实用肝脏病杂志，2017，20（2）：后插 1-18.

3. BAUER A，HABIOR A. Measurement of gp210 autoantibodies in sera of patients with primary biliary cirrhosis. J Clin Lab Anal，2007，21（4）：227-231.

4. MILKIEWICZ P，BUWANESWARAN H，COLTESCU C，et al. Value of autoantibody analysis in the differential diagnosis of chronic cholestatic liver disease. Clin Gastroenterol Hepatol，2009，7（12）：1355-1360.

（张小丹）

笔记

第三节 原发性硬化性胆管炎

■ 病例 17 硬化性胆管炎

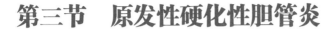 病历摘要

【基本信息】

患者，女，43岁。主诉"肝病史5年，尿黄、眼黄2周"收入院。

5年前在体检时发现肝功能异常，主要表现为ALP及γ-GT升高，无乏力、发热，无皮肤、巩膜黄染、灰白便，未诊治。4年前于当地医院复查肝功能仍异常，ALT 173 U/L，AST 100 U/L，ALP 549 U/L，γ-GT 1451 U/L，无明显不适。于当地医院住院治疗，检查结果：ANA、AMA、AMA-M2亚型均阴性，IgG、IgM正常，病毒标志物均阴性。未明确诊断。行肝组织活检，先后将病理切片送至三家医院会诊，分别考虑为原发性硬化性胆管炎（PSC）、DILI、PBC，开始应用UDCA 250 mg，每日2次治疗，间断复查肝功能，ALP波动在300～500 U/L，γ-GT在1000 U/L，TBiL正常。

2周前发热，体温波动在37.4～37.6℃，出现浓茶色尿，眼黄，伴灰白色大便，无畏寒、腹痛、腹胀等伴随症状。于当地医院门诊就诊，应用复方甘草酸苷、谷胱甘肽等保肝治疗，肝功能无明显好转，为进一步诊治收治入院。

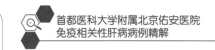

【体格检查】

T 37.6 ℃，BP 110/70 mmHg，P 70 次 / 分，R 20 次 / 分。神志清，精神可，肝掌（－），蜘蛛痣（－），全身浅表淋巴结未触及肿大，巩膜重度黄染，双肺呼吸音清，未闻及干、湿性啰音，心律齐，未闻及杂音，腹软，无压痛及反跳痛，肝脾肋下未触及肿大，Murphy 征（＋），肝区叩痛（－），移动性浊音（－），肠鸣音 4 次 / 分，双下肢无水肿，踝阵挛（－），扑翼样震颤（－）。

【辅助检查】

（1）实验室检查

WBC 9.62×10^9/L，PLT 431×10^9/L，NEUT% 77.2%，淋巴细胞百分比 21.9%，HGB 91 g/L；ALT 94.9 U/L，AST 104.8 U/L，TBiL 185.9 μmoI/L，ALB 30.2 g/L，肾小球滤过率 120.93 mL/（min·1.73 m^2），γ-GT 857.3 U/L，ALP 570.6 U/L，CHE 4618.0 U/L；PTA 86.0%；嗜肝病毒学指标检测均阴性；抗细胞骨架抗体阳性（1∶100），ANA 阴性，AMA 阴性；AFP 2.37 ng/mL；IgG 15.1 g/L，IgM 2.93 g/L。

（2）影像学检查

MRCP 检查回报：①硬化性胆管炎可能；②肝门胆管旁囊肿伴结石可能；③胆囊腺肌增生症可能；④胆囊结石可能；⑤右肾囊肿。4 年前肝组织病理提示，符合硬化性胆管炎表现。

（3）其他检查

本次肝组织病理：胆汁性肝硬化，VBDS，伴肝内慢性淤胆。切片内未见 PSC 的特征改变，需结合影像分析。肠镜检查：门脉高压性肠病。

笔记

【诊断及依据】

诊断：硬化性胆管炎，胆系感染。

诊断依据：患者为青年女性，慢性病程，起病隐匿。既往体健，无饮酒史，无毒物、药物接触史。反复肝功能异常，此次因发热、尿黄、眼黄入院，入院查体皮肤、巩膜重度黄染。Murphy征（＋），实验室检查病原学标志物（－），自身抗体均阴性，持续 γ-GT、ALP增高，血常规中性粒细胞比例升高，MRCP考虑硬化性胆管炎可能，病理切片4年前符合PSC，此次入院肝组织病理示胆汁性肝硬化伴VBDS。上述诊断成立。

【治疗及预后】

给予头孢类抗感染，UDCA胶囊250 mg，每日3次治疗，改善胆汁淤积，同时予补钙及维生素D治疗。治疗1个月后ALT 87.7 U/L，AST 65.6 U/L，TBiL 降至25.5μmoI/L，γ-GT 680.5 U/L，ALP 309.5 U/L，WBC 6.65×10⁹/L，PLT 303×10⁹/L，NEUT% 56%，好转出院。

病历分析

1. 原发性硬化性胆管炎

原发性硬化性胆管炎（PSC）自然史的高度变异性及缺乏特异性诊断标志物，严格的诊断标准尚未建立。共识推荐诊断标准为：①患者存在胆汁淤积的临床表现及生物化学改变；②胆道成像具备PSC典型的影像学特征，肝内外胆管呈多灶性、短节段性、环状狭窄，胆管壁僵硬缺乏弹性，似铅管样，狭窄上端的胆管可扩张呈串珠样表现，进展期患者可显示长段

笔记

狭窄和胆管囊状或憩室样扩张，当肝内胆管广泛受累时可表现为枯树枝样改变；③除外其他因素引起的胆汁淤积。若胆道成像未见明显异常发现，但其他原因不能解释的 PSC 疑诊者，需肝活组织检查进一步确诊或除外小胆管型 PSC。

2. IgG4 相关性胆管炎

IgG4-SC 是一种独特类型的胆管炎，常与自身免疫性胰腺炎相关，其诊断基于 4 个标准：①胆管成像显示弥漫性或节段性肝内和（或）肝外胆管狭窄、管壁增厚；②血清 IgG4 水平升高（ > 135 mg /dL）；③特征性病理改变（a. 显著的淋巴细胞和浆细胞浸润及纤维化；b. IgG4 阳性浆细胞浸润：IgG4 阳性浆细胞 ≥ 10 /HPF；c. 席纹状 / 轮辐状纤维化；d. 闭塞性静脉炎）；④类固醇治疗有效，有病理检测需除外胰腺癌和胆管癌。该患者不具备 IgG4-SC 的诊断标准。

3. 继发性胆管炎

继发性硬化性胆管炎是一组临床特征与 PSC 相似，但病因明确的疾病。常见病因包括胆总管结石、胆道手术创伤、反复发作的化脓性胆管炎、肿瘤性疾病（胆总管癌、肝细胞癌侵及胆管、壶腹部癌、胆总管旁淋巴结转移压迫）、胰腺疾病（胰腺癌、胰腺囊肿和慢性胰腺炎）、肝胆管寄生虫、缺血性胆管病（如遗传性出血性毛细血管扩张症、结节性多动脉炎、其他类型的脉管炎、肝移植相关缺血性胆管炎）、肝动脉插管化疗（主要为 5- 氟尿嘧啶）、腹部外伤等，少见原因有自身免疫性胰腺炎、胆总管囊肿、肝炎性假瘤、组织细胞增生症、艾滋病和其他类型的免疫抑制疾病相关的感染性胆管炎、先天性胆管异常或胆道闭锁、囊性纤维化等。特别是 PSC 患者既往有胆管手术或同时患有胆道结石或肝胆管肿瘤时，两者的鉴别诊断很有难度。仔细地询问病史资料和病程中是否伴有炎症性肠病（IBD）对于鉴别尤为重要。

📋 病例点评

由于 PSC 缺乏具有诊断价值的特异性自身抗体，诊断除了影像学胆管的特征性"串珠样"改变及肝病理小胆管"洋葱皮样"改变外，还需除外其他原因所致的继发性胆管炎。该例患者第一次肝病理切片经多家医院会诊，结论不统一。第二次我院肝穿刺结果为胆汁性肝硬化及 VBDS，无 PSC 典型表现。该病例经我院多学科会诊意见考虑为多种原因导致的硬化性胆管炎。

参考文献

1. DYSON J K，BEUERS U，JONES D E J，et al. Primary sclerosing cholangitis. Lancet，2018，391（10139）：2547-2559.

2. NAKAZAWA T，SHIMIZU S，NAITOH I. IgG4-Related sclerosing cholangitis. Semin Liver Dis，2016，36（3）：216-228.

3. BROOLING J，LEAL R. Secondary sclerosing cholangitis：A review of recent literature. Curr Gastroenterol Rep，2017，19（9）：44.

（杜晓菲）

病例 18　原发性硬化性胆管炎合并自身免疫性溶血

病历摘要

【基本信息】

患者，男，26 岁。主诉"尿黄、皮肤黄染 3 年余，咳嗽、腹泻伴皮肤黄染加重 3 天"收入院。

3 年前患者无明显诱因出现皮肤、巩膜中度黄染，伴尿色加深，无发热、皮肤瘙痒、灰白便、恶心、呕吐、腹胀、腹痛的表现。于外院住院治疗，检查提示：间接胆红素升高，贫血，结合患者 Coombs 试验阳性、网织红细胞等检查绝对值升高考虑诊断为"自身免疫性溶血性贫血"，进一步完善 MRCP 及肝穿刺检查诊断"PSC"，给予 UDCA 及激素治疗 1 年后患者血红蛋白正常，胆红素正常，停用激素。1 年前无明显诱因出现发热，呈不规则发热、体温不详，右上腹，呈剧刀割样疼痛，疼痛呈阵发性。于我院住院治疗诊断为胆总管结石，胆管炎，行逆行胰胆管造影（ERCP）＋鼻胆管引流（ENBD）治疗。此后患者反复发热、黄疸，TBiL 最高升至 1000 μmol/L，多次在我院给予抗感染保肝治疗，胆红素可退至 100～400 μmol/L。3 天前患者无明显诱因出现咳嗽，体温正常，家属予以莫西沙星口服治疗 3 天，患者出现腹泻，眼黄及尿黄较前加重，伴明显乏力、恶心，无呕吐，进一步诊治收入院。

既往史、个史及家族史：对头孢类药物、复方氨基酸双肽过敏，表现为皮肤瘙痒、皮疹。否认饮酒史。婚育史及家族史无特殊。

【体格检查】

神志清，慢性病容，皮肤重度黄染，肝掌（＋），结膜苍白，巩膜重度黄染，呼吸音正常，心率 102 次 / 分，心律齐，腹部外形平坦，腹胀，无肌紧张，右上腹压痛，无反跳痛，Murphy 征（＋），肝未触及，脾未触及，移动性浊音可疑，肝区叩痛(＋)，肝上界位于右锁骨中线第 5 肋间，肠鸣音 5 次 / 分，无下肢水肿，踝阵挛（－），扑翼样震颤（－）。

【辅助检查】

（1）实验室检查实

PTA 55%，ALT 90.5 U/L，AST 80.7 U/L，γ-GT 236 U/L，ALP 798 U/L，TBiL 860.5 μmol/L，DBiL 610.8 μmol/L，尿素 8.7 mmol/L，Cr 94.2 μmol/L，肾小球滤过率 95.79 mL/（min·1.73 m^2）。Hb 51 g/L，自身抗体均为阴性，IgG 7.43 g/L。

（2）影像学检查

腹部 CT 检查提示肝内胆管扩张，中远端为著，肝左叶经胆管至十二指肠见支架影；脾大。胸部 CT 提示双侧胸膜增厚。电子胃镜检查提示慢性浅表性胃炎，十二指肠霜斑样病变。磁共振胰胆管造影（MRCP）提示肝内胆管中远端狭窄，管壁不光滑，管腔内未见充盈缺损，左右肝胆管狭窄。符合 PSC 诊断。

【诊断及诊断依据】

诊断：原发性硬化性胆管炎，肝硬化失代偿期，自身免疫性溶血性贫血，肠道感染，胆系感染。

诊断依据：患者为青年男性，反复黄疸，γ-GT 及 ALP 显著升高，MRCP 提示胆管典型"串珠状"，PSC 诊断明确。

【治疗及预后】

患者 PSC 诊断明确，此次因肠道感染，胆系感染加重肝损伤，入院后予以积极抗感染、保肝支持治疗后患者黄疸稳定在 200 μmol/L，患者合并自身免疫性溶血性贫血，贫血极重度，给予多次输血治疗，请血液科医生会诊予以糖皮质激素治疗。患者应用 UDCA 及醋酸泼尼松龙治疗 4 个月后复查 Hb 143 g/L，TBiL 132 μmol/L，DBiL 118 μmol/L，PTA 99%。

病例分析

1. 原发性硬化性胆管炎

原发性硬化性胆管炎（primary sclerosing cholangitis，PSC）是一种以特发性肝内外胆管炎症和纤维化导致多灶性胆管狭窄为特征、慢性胆汁淤积病变为主要临床表现的自身免疫性肝病，病情进行性加重可导致反复胆道梗阻和胆管炎症，最终可发展为肝硬化和肝衰竭。

PSC 诊断标准为：①患者存在胆汁淤积的临床表现及生物化学改变；②胆道成像具备 PSC 典型的影像学特征，包括局限或弥漫性胆管狭窄，其间胆管正常或继发性轻度扩张，典型者呈"串珠状"改变，显著狭窄的胆管在 MRCP 上显影不佳，表现为胆管多处不连续或呈"虚线状"，病变较重时可出现狭窄段融合，小胆管闭塞导致肝内胆管分支减少，其余较大胆管狭窄、僵硬似"枯树枝状"，称"剪枝征"，肝外胆管病变主要表现为胆管粗细不均，边缘毛糙欠光滑；③除外其他因素引起的胆汁淤积。

该患者存在明显胆汁淤积的临床表现，ALP、γ-GT 水平升高，以 DBiL 升高为主，MRCP 检查肝内胆管中远端狭窄，管壁不光滑，管腔内未见充盈缺损，左右肝胆管狭窄。同时存在反复胆道系统感染，感染后病情反复加重。诊断上符合 PSC。

2. 继发性硬化性胆管炎

继发性硬化性胆管炎是一组临床特征与 PSC 相似，但病因明确的疾病。常见病因包括胆总管结石、胆道手术创伤、反复发作的化脓性胆管炎、肿瘤性疾病（胆总管癌、HCC 侵及胆管、壶腹部癌、胆总管旁淋巴结转移压迫）、胰腺疾病（胰腺癌、胰腺囊肿和慢性胰腺炎）、肝胆管寄生虫、IgG4 相关性胆管炎、缺血性胆管病（如遗传性出血性毛细血管扩张症、结节性多动脉炎和其他类型的脉管炎、肝移植相关缺血性胆管炎）、肝动脉插管化学治疗（主要为 5- 氟尿嘧啶）、腹部外伤等，少见原因有自身免疫性胰腺炎、胆总管囊肿、肝炎性假瘤、组织细胞增生症、艾滋病和其他类型的免疫抑制相关的感染性胆管炎、先天性胆管异常或胆道闭锁、囊性纤维化等。该患者未见上述原因，不符合继发性硬化性胆管炎。

3. 自身免疫性溶血

自身免疫性溶血性贫血（autoimmune hemolytic anemia，AIHA）是临床最常见的获得性溶血性疾病之一，分为原发性 AIHA 和继发性 AIHA，继发性 AIHA 可见于继发于造血细胞及淋巴细胞增生性疾病、实体瘤、免疫及炎症性疾病等。网织红细胞比例、TBiL 和 LDH 水平升高，脾大及胆囊结石是五项溶血特征。该患者也存在上述表现，虽部分指标异常与 PSC 存在重叠表现。PSC 与 AIHA 合并发生的极为少见,目前多为个例报道,其多同时合并溃疡性结肠炎。绝大多数 AIHA 一线治疗的首选药物仍是糖皮质激素,本例患者给予激素治疗后效果明显。

病例点评

该例患者以自身免疫性溶血起病,在诊治过程中发现合并 PSC。其后反复出现因并发胆道感染而导致的黄疸加深,病情反复。同时自身免疫性溶血导致的黄疸及贫血也掺杂其中,给治疗带来了很大的困难,但在激素治疗 AIHA 时胆红素水平也随之下降。目前尚未发现 PSC 合并 AIHA 的报道,两病之间的因果关系尚不明确。

参考文献

1. BROOLING J, LEAL R.Secondary sclerosing cholangitis: A review of recent literature. Curr Gastroenterol Rep, 2017, 19 (9): 44.

2. DYSON J K, BEUERS U, JONES D E J, et al. Primary sclerosing cholangitis. Lancet, 2018, 391: 10139.

3. NAQVI S, HASAN S A, KHALID S, et al. A unique triad: ulcerative colitis, primary sclerosing cholangitis, and autoimmune hemolytic anemia. Cureus, 2018, 10 (1): e2068.

(任姗)

第四节　重叠综合征

病例 19　原发性胆汁性胆管炎 – 原发性硬化性胆管炎重叠综合征

病历摘要

【基本信息】

患者，女，50 岁，主因"乏力、尿黄、皮肤瘙痒 6 个月"收入院。

患者 6 个月前无明显诱因出现乏力、尿黄、皮肤瘙痒，无发热、口干、眼干、关节痛、腹泻等表现，于当地医院住院治疗，查肝功能异常（具体不详），PLT 减少，AMA 阳性；腹部超声提示肝脏回声粗亮，脾大。诊断原发性胆汁性胆管炎（PBC），给予熊去氧胆酸（UDCA）治疗效果欠佳，今为进一步诊治收入我院。

既往史：高血压史半年，血压最高达 180/100 mmHg，规律用药。糖尿病史 1 年，规律用药。高血脂半年，未治疗。否认过敏史。个人史、婚育史、家族史无特殊。

【体格检查】

T 36.1℃，BP 110/70 mmHg，HR 70 次 / 分，R 20 次 / 分，神志清，精神弱，面色晦暗，皮肤、巩膜轻度黄染，肝掌（－），蜘蛛痣（－），心肺查体阴性，腹软，无压痛及反跳痛，肝肋下 2 cm，质韧，无触痛；脾肋下 4 cm，质软，无触痛；

肝区叩痛（－），Murphy 征（－），双下肢无水肿，神经系统查体（－）。

【辅助检查】

（1）实验室检查

WBC 5.82×10^9/L，Hb 129.0 g/L，PLT 147.0×10^9/L，C 反应蛋白＜1 mg/L；ALT 34.9 U/L，AST 53.0 U/L，TBiL 31.6 μmol/L，ALB 40.9 g/L，γ-GT 373.6 U/L，ALP 322.8 U/L；PTA 122.0%；AFP＜0.605 ng/mL；CA199、CEA 等指标均正常；嗜肝病毒学指标检测均阴性；ANA 1∶320，AMA（1∶1000），AMA IgG（M2）＞800 RU/mL；中性粒细胞胞浆抗体1∶10；SLA／LP（－），Sp100（－），gp210（－），LC-1（－），LKM-1 型（－）；IgG 21.2 g/L，IgM 4.15 g/L，铜蓝蛋白正常。

（2）影像学检查

腹部 CT：①肝硬化可能；②肝外胆管轻度扩张（请结合临床）；③肝门部淋巴结增大；④十二指肠憩室。MRCP：肝内胆管显示稍毛糙，近肝门区胆管似变窄，胆总管增宽，直径约为 12 mm；胆囊形态及信号未见明显异常，胰管未见明显扩张。ERCP：可见胆总管中上段扩张，下段狭窄，肝内胆管扩张与狭窄，走行稍僵硬，诊断硬化性胆管炎。胃镜：门脉高压胃病，糜烂性胃炎。肝组织病理（图 19-1 至图 19-4）：小叶结构尚清，肝窦内窦细胞反应活跃，汇管区明显扩大相连，大量单个核细胞浸润，界面炎明显，纤维组织轻度增生。坏死灶内、汇管区及界面均可见多量增生的胆管上皮细胞，肝细胞增生、小而密集，CK7 染色示肝细胞呈长期慢性胆盐淤积改变；一处较大汇管区内，小叶间胆管上皮增生，伴嗜酸细胞浸润。

笔记

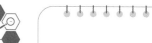

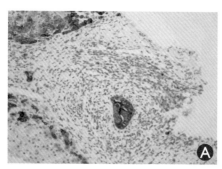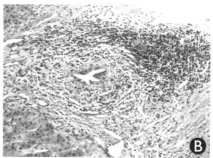

切片内的一个较大汇管区，其内隔胆管上皮乳头状增生，细胞核极向紊乱，一侧见密集的炎细胞浸润。A. CK7 免疫染色（×200）；B. HE 染色（×200）。

图 19-1　肝组织病理检查

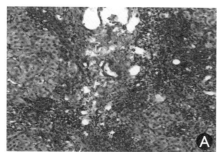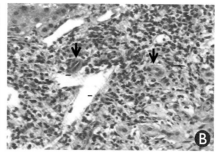

切片内的中小汇管区均显著扩大，大部分小叶间动脉（A）缺乏伴行胆管，周围可见淋巴细胞性界面炎（A：D-PAS 染色 ×100），少数汇管区内小叶间胆管（B）尚存，但呈现管腔细小，上皮嗜酸性变等退行性改变（B：HE 染色 ×100）。

图 19-2　肝组织病理检查

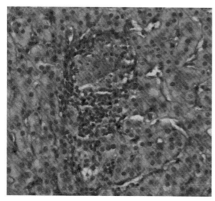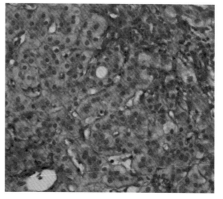

图 19-3　一处终末汇管区可见上皮
样肉芽肿结构（HE 染色 ×400）

图 19-4　周围肝细胞出现较多淤胆
菊形团（HE 染色 ×400）

103

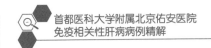

【诊断及诊断依据】

诊断：原发性胆汁性胆管炎 – 原发性硬化性胆管炎（PBC-PSC）重叠综合征。

诊断依据：患者为中年女性，慢性病程，起病隐匿。无肝病家族史，无手术外伤史，无药物过敏史。患者临床表现为乏力、尿黄、皮肤瘙痒，入院查体肝脾大，实验室检查 AMA（1：1000），AMA-M2 亚型 > 800 RU/mL，肝组织病理支持 PBC 表现，ERCP 可见硬化性胆管炎表现。同时符合 PBC 和 PSC 诊断标准，故诊断为 PBC-PSC 重叠综合征。

【治疗及预后】

继续 UDCA 胶囊 250 mg，每日 3 次，补钙、补维生素 D 等治疗。定期复查肝功能稳定。

病例分析

患者同时或在病程的不同阶段存在 2 种自身免疫性肝病的临床、血清学、组织学特征，称为自身免疫性肝病重叠综合征（PBC-PSC 重叠综合征）。目前重叠综合征是一个独立的疾病还是一个疾病的变异表现仍存在争议，常见的为 PBC-AIH 重叠综合征、PSC-AIH 重叠综合征。

PBC-PSC OS 尚缺乏统一的诊断标准，目前国内外相关报道仅 10 例，诊断的依据均是采用同时符合 PBC 及 PSC 的诊断标准。该疾病的机制尚不明确，两者是否为疾病的变异或独立疾病需继续研究。该疾病治疗方法同样缺乏统一标准，文献报道大部分以 UDCA 为基础治疗，少部分联合免疫抑制剂，

笔记

有预后描述的患者中，病情相对平稳的多为联合免疫抑制剂治疗。

病例点评

自身免疫性肝病中，PBC-PSC 重叠综合征病例数明显少于 PBC-AIH 重叠综合征和 PSC-AIH 重叠综合征，诊断时容易忽视甚至漏诊。PSC 与 PBC 在生化上表现一致，且 PSC 缺乏特异性的自身抗体，因而在临床明确诊断 PBC 时，仍然需要行 MRCP，进一步除外是否合并其他胆管疾病。

参考文献

1. NAKAZAWA T，SHIMIZU S，NAITOH I. IgG4-related sclerosing cholangitis. semin liver dis，2016，36（3）：216-228.

2. DEL R T，RUFFATTIA，FLOREANI A，et al. The efficacy of adalimumab in psoriatic arthritis concomitant to overlapping primary biliary cholangitis and primary sclerosing cholangitis：a case report. BMC Musculoskelet Disord，2016，17（1）：485.

（杜晓菲）

第五节　IgG4 相关性疾病

■ 病例 20　IgG4 相关性疾病

病历摘要

【基本信息】

患者，女，28 岁。主诉"食欲减退 2 周，肝功能异常 6 天"收入院。

2 周前患者无明显诱因出现纳差，进食减少至正常食量的 3/4，经常于饱食后反酸，无恶心、呕吐、腹胀、腹痛。于当地医院就诊，考虑慢性胃炎，给予莫沙比利、瑞巴派特治疗 1 周，效果欠佳，自行加用多潘立酮治疗无效，同时觉尿色变黄。6 天前于当地医院再次就诊，查 ALT、TBiL 均升高，就诊于我院急诊。实验室检查甲型、乙型、丙型、戊型肝炎病毒标志物阴性，巨细胞病毒、EB 病毒标志物均阴性，给予甘草酸苷、谷胱甘肽等保肝治疗，为进一步诊治入院。患者自发病以来精神可、食量减少、睡眠无改变、小便浓茶色、大便正常、体重无变化。

既往史：平素健康状况良好。否认传染性疾病史，无高血压史，无糖尿病史。无外伤手术史，否认过敏史。

【体格检查】

神志清，精神可，面色晦暗，肝掌（−），蜘蛛痣（−），皮肤巩膜无明显黄染。心率 60 次 / 分，心律齐，双肺呼吸音清，腹软，无压痛、反跳痛，肝脾肋下未触及，Murphy 征（±），移动性浊音（−），肠鸣音正常，双下肢无水肿，神经系统查体无异常。

【辅助检查】

（1）实验室检查

WBC 10.95×10^9/L，Hb 120 g/L，PLT 303×10^9/L，中性粒细胞绝对值 5.51×10^9/L，淋巴细胞百分率 41.3%，NEUT% 50.3%，嗜酸性粒细胞百分率 1.8%，网织红细胞绝对值 53×10^9/L。动态 ESR 23 mm/h；ALT 402 U/L，AST 198 U/L，TBiL 90 μmol/L，DBiL 71 μmol/L，TP 73.7 g/L，ALB 38.4 g/L，GLB 35.3 g/L，TC 5.97 mmol/L，γ-GT 390.2 U/L，ALP 246 U/L，PTA 100%；抗甲肝病毒抗体（Anti-HAV）IgM 阴性、HBVM、Anti-HCV 阴性、戊型肝炎（HEV）抗体测定 IgG 阴性。ANA 阳性（1：100）核颗粒、ANA 阳性（1：100）核颗粒。IgG1 5.63 g/L，IgG2 6.82 g/L，IgG3 0.134 g/L，IgG4 4.18 g/L。IgG 12.1 g/L，IgM 1.25 g/L；AMA IgG（M2）＜25 RU/mL；α-淀粉酶 68.2 U/L。

1 个月后复查肝功能，ALT 9.9 U/L，AST 17.7 U/L，TBiL 16.5 μmol/L，DBiL 16.5 μmol/L，D/T 0.47，TP 75.4 g/L，ALB 44.6 g/L，GLB 30.8 g/L，TC 6.12 mmol/L，γ-GT 38.3 U/L，ALP 64 U/L，PALB 339.5 mg/L，TBA 3.4 μmol/L，CHE 6606.0 U/L；IgG1 5.88 g/L，IgG2 7.65 g/L，IgG3 0.147 g/L，IgG4 3.79 g/L。

（2）影像学检查

B超检查示胰腺形态失常。CT见IgG4相关性胆管、胰腺及右肾病变。

【诊断及诊断依据】

诊断：IgG4相关性疾病，胆管炎，胰腺炎，右肾病变。

诊断依据：2011年制定的IgG4-RD的综合诊断标准，①临床检查提示单个或多个器官特征性的弥漫性或局限性肿大或肿块。② IgG4升高（＞1.35 mg/L）。③病理学检查提示：a.大量浆细胞和淋巴细胞浸润，伴纤维化；b.浆细胞浸润的组织中IgG4阳性浆细胞与浆细胞比例＞40%，且每高倍镜视野下IgG4阳性浆细胞＞10个。该病例符合诊断标准中的前两条，临床诊断成立。

【治疗及预后】

入院后予保肝等治疗，考虑IgG4相关疾病，加用激素治疗，肝功能好转。激素逐渐减量，目前病情平稳出院，出院后随诊，肝功能正常，胰腺炎及右肾病变均消失。

病例分析

1. IgG4相关性疾病的诊断标准

IgG4相关疾病（IgG4-RD）是一种自身免疫介导的炎性纤维化疾病，可以造成器官肿大、组织破坏，甚至器官功能衰竭。该病最常受累的器官包括胰腺、肝胆系统、唾液腺（颌下腺、腮腺）、泪腺、腹膜后腔和淋巴结。

IgG4-RD 患者可能会出现血清 IgG4$^+$ 升高（> 1350 mg/L），有 3% ～ 30%IgG4-RD 患者血清中 IgG4$^+$ 水平正常，所以血清中 IgG4$^+$ 升高对于诊断 IgG4-RD 既不是充分条件，也不是必要条件。IgG4-RD 的确诊需要依赖组织病理中有大量 IgG4$^+$ 阳性浆细胞浸润，对于取样方式不同的组织诊断标准不同，针吸标本需 IgG4$^+$ 浆细胞数量 > 10/HPF，而活检组织要求 IgG4$^+$ 阳性浆细胞数量 > 40/HPF，同时两者均要求 IgG4$^+$/IgG$^+$ 浆细胞数量 > 40%。如果 HE 染色下看到席状纤维化、闭塞性脉管炎可以提高诊断的特异性。需要注意的是，除 IgG4-RD 外，有多种疾病可以出现类似的血清及组织病理学异常，所以 IgG4-RD 的诊断必须进行全面、系统的评估，同时完善组织活检对于除外其他类似疾病具有重要意义。在模拟 IgG4-RD 的疾病中，常见疾病包括 ANCA 相关血管炎、结节病、腺癌、鳞癌、淋巴瘤、Castleman 病等。无论临床表现还是病理表现，任意一项单独存在均不足以诊断 IgG4-RD。

患者实验室检查肝功能异常，IgG4$^+$ 明显升高，肾占位，应用激素后肝功能明显好转，肾占位较前迅速明显缩小。有典型病理改变。符合 IgG4 相关性疾病诊断标准。

2. IgG4 相关性硬化性胆管炎

IgG4 相关性硬化性胆管炎（IgG4-SC）是一种独特类型的胆管炎，其特征是血清 IgG4 水平升高，IgG4 阳性浆细胞和淋巴细胞的密集浸润，胆管壁纤维化和闭塞性静脉炎。IgG4-SC 通常与自身免疫性胰腺炎（AIP）相关，目前被认为是一种全身性疾病的胆管表现。

根据疾病概念和临床特征，SC 被分为 PSC、IgG4-SC 或二级 SC。PSC 是由肝内和肝外胆管的纤维性狭窄引起的特发性、进行性和慢性肝内胆汁淤积，并且对类固醇治疗无反应，而 IgG4-SC 确实对类固醇治疗有反应。PSC 定位不同于继发性 SC，其应该在病因学上治疗。已报道 60 岁以上患者中 IgG4-SC 与血清 IgG4 水平升高相关，而血清 IgG4 水平升高约 10% 时，PSC 患者中明显观察到 2 个年龄分布峰。PSC 因炎症性肠病（如溃疡性结肠炎）而复杂化。PSC 患者炎症性肠病的患病率在西方国家高达 60% ～ 80%，在日本高达 34%。

📋 病例点评

此例患者以肝功能异常急性起病，IgG 正常（IgG 12.1 g/L），发病前有用药史，易误诊为 DILI，后影像学提示胰腺、肾及胆管均有损伤，进一步查 IgG4 明显升高，经激素治疗，患者病情快速好转并已恢复正常，因患者不同意肝组织活检，未得到病理诊断，临床诊断 IgG4 相关性疾病成立。所以对于肝损伤同时伴有胰腺或肾损伤患者，即使总 IgG 正常，也需进一步除外 IgG4 相关性疾病，以便及时激素治疗。

参考文献

1. DESHPANDE V, ZEN Y, CHAN J K, et al. Consensus statement on the pathology of IgG4-related disease. Mod Pathol, 2012, 25（9）: 1181-1192.

2. KAMISAWA T, ZEN Y, PILLAI S, et al. IgG4-related disease. Lancet, 2015, 385（9976）: 1460-1471.

3. BRITO-ZERÉN P, BOSCH X, RAMOS-CASALS M, et al. IgG4-related disease: Advances in the diagnosis and treatment. Best Pract Res Clin Rheumatol,

2016，30（2）：261-278.

4. Culver E L，Chapman R W. IgG4-related hepatobiliary disease：an overview. Nat Rev Gastroenterol Hepatol，2016，13（10）：601-612.

5. CHEN J H，DESHPANDE V. IgG4-related disease and the liver. gastroenterol clin North Am，2017，46（2）：195-216.

6. DERZKO-DZULYNSKY L. IgG4-related disease in the eye and ocular adnexa. Curr Opin Ophthalmol，2017，28（6）：617-622.

7. MAVROGENI S，MARKOUSIS-MAVROGENIS G，KOLOVOU G. IgG4-related cardiovascular disease. The emerging role of cardiovascular imaging. Eur J Radiol，2017，86：169-175.

8. POKROY-SHAPIRA E，MOLAD Y. IgG4-RELATED DISEASE. Harefuah，2017，156（7）：441-445.

9. DETLEFSEN S，KLÖPPEL G. IgG4-related disease：with emphasis on the biopsy diagnosis of autoimmune pancreatitis and sclerosing cholangitis. Virchows Arch，2018，472（4）：545-556.

10. THOMPSON A，WHYTE A. Imaging of IgG4-related disease of the head and neck. Clin Radiol，2018，73（1）：106-120.

11. WICK M R，O'MALLEY D P. Lymphadenopathy associated with IgG4-related disease：Diagnosis & differential diagnosis. Semin Diagn Pathol，2018，35（1）：61-66.

12. 纪宗斐.IgG4 相关性疾病（IgG4-RD）发病机制的研究进展.复旦学报（医学版），2019，46（1）：114-118，142.

13. 李雯，张新刚.IgG4 相关性疾病的诊治进展.中国医生进修杂志，2019，42（3）：273-276.

14. 陈锡燕，朱芸，李明，等.IgG4 相关性疾病研究进展.中国现代医生，2015，（16）：152-156.

（陈杰）

第二章
自身免疫性疾病伴肝损伤

第一节 红斑狼疮

病例 21 伴有肝占位的系统性红斑狼疮

病历摘要

【基本信息】

患者，男，29岁，因"右上腹痛5天，间断发热4天"收入院。

5天前患者饮用乳制品后出现右上腹痛，呈中等程度腹痛，位置固定、无放射。无胸闷、呕血、黑便等表现，于当地医院就诊，实验室检查：WBC 7.41×10^9/L，NEUT 6.06×10^9/L，Hb 107 g/L，PLT 105×10^9/L。ALT 97 U/L，AST 151 U/L，TBiL 55.6 μmol/L，γ-GT 45 U/L，ALB 46 g/L，LDH 784 U/L，PTA 69%，ESR 119 mm/h，甲状腺功能未见异常，乙肝、丙肝、梅毒、艾滋未见异常，肿瘤标志物正常，IgG 22.84 g/L，CT 提示肝内多发低密度灶、肝坏死灶、感染不除外、脾大、脾门旁小结节。4 天前发热，体温 38.5℃，偶有畏寒，无寒战、咳嗽、咳痰、尿频、尿急及尿痛等症状，给予抗感染、激素治疗（具体不详），腹痛可缓解，为进一步诊治收治入院。自发病以来精神可，食量无变化，睡眠可，尿黄，大便正常，体重无变化。

既往史：系统性红斑狼疮 20 年，间断服用激素治疗（每日 10 mg 泼尼松）。经常发作"肠痉挛"。

【体格检查】

T 37.6℃，BP 125/75 mmHg，P 86 次 / 分，R 20 次 / 分。满月脸，神志清，精神可。皮肤、巩膜轻度黄染，心肺未及异常。腹平软，无压痛、反跳痛及肌紧张，肝脾触诊不满意，肝区叩痛（－），移动性浊音（－），双下肢无水肿，NS（－）。

【辅助检查】

（1）实验室检查

ESR 135 mm/h，WBC 4.37×10^9/L，NEUT% 82%，Hb 86 g/L，PLT 127×10^9/L；直接抗人球蛋白试验阳性，C3、C4 降低，ANA（1∶1000），RNP（＋＋），抗组蛋白抗体（＋＋），抗核糖体抗体（＋＋＋＋）；IgG 18.4 g/L，IgM 6.88 g/L。24 小时尿蛋白定量 0.678 g。

（2）影像学检查

超声心动图提示三尖瓣反流（少量）；腹部超声提示弥漫性肝病表现，脾大，肝内多发高回声性质待定，胆囊充盈不佳，胆囊壁毛糙；腹部血管超声未见异常；腹部增强磁共振提示肝内多发肉芽肿性病变可能，脾大、腹水（少量）。

【诊断及诊断依据】

诊断：发热、肝损伤、肝占位待查，系统性红斑狼疮（SLE）。

诊断依据：患者为青年男性，病程短。以发热、肝损伤及肝占位入院。查体提示：满月脸，皮肤、巩膜轻度黄染。心肺未及异常。腹软，无压痛、反跳痛及肌紧张，移动性浊音阴性，双下肢无水肿。腹部超声及核磁提示肝内多发占位。

【诊疗经过及预后】

入院后间断发热，结合腹部 CT 及多学科会诊考虑诊断：肝占位性质待定，①肝脓肿？②肝肉芽肿？北京某医院放射科会诊考虑肝脓肿可能性大，予亚胺培南西司他汀 + 替考拉宁抗感染治疗，体温一度降至正常。后无明显诱因再次出现肝区疼痛、发热，既往曾有类似症状发作。结合患者抗感染治疗效果欠佳，肝影像学不除外肉芽肿可能，考虑 SLE 引起的发热及肝脏肉芽肿可能性大，予激素、抗感染、保肝对症治疗，患者体温下降，肝功能好转。行肝穿刺检查，提示肝肉芽肿，考虑为 SLE 发作引起，激素加量，患者病情控制，好转出院。

病例分析

1. SLE 的诊断要点

SLE 好发于育龄期女性。临床表现复杂多样，多数呈隐匿起病，自然病程表现为病情加重与缓解交替。可有以下表现：全身表现（如发热、疲乏）、皮肤黏膜表现（鼻梁和双颧颊部蝶形红斑、光敏感、脱发、盘状红斑、雷诺现象等）、关节肌肉表现（关节疼痛、肌无力、肌酶升高等）、肾损伤（蛋白尿、管型尿、肾衰竭等）、神经系统损伤（轻者偏头痛、性格改变、记忆力减退，重者脑血管意外、昏迷、癫痫持续状态等）、血液系统表现（贫血、WBC 减少、PLT 减少）、肺部表现（胸膜炎、胸腔积液、肺实质浸润）、心脏表现（心肌炎、心律失常、心包炎、心绞痛等）、消化系统表现（恶心、呕吐、腹痛、腹泻、便秘）、眼部受累（可有结膜炎、葡萄膜炎、眼底改变、视神经病变等），常伴有继发性干燥综合征。免疫学异常（ANA、抗双链 DNA 等抗体阳性）。

当患者出现多系统受累表现，即具备上述 2 个以上系统的症状和有自身免疫证据，应警惕系统性红斑狼疮。目前普遍采用美国风湿病学会 1997 年推荐的 SLE 分类标准（表 21-1）。该标准的 11 项中，符合 4 项或 4 项以上者，在除外感染、肿瘤和其他结缔组织病后，可诊断 SLE，其敏感性和特异性分别为 95% 和 85%。

表 21-1　1997 年美国风湿病学会（ACR）系统性红斑狼疮分类诊断标准

部位	表现
颊部红斑	固定红斑，扁平或高起，在两颧突出部位
盘状红斑	片状高起于皮肤的红斑，黏附有角质脱屑和毛囊栓，陈旧病变可发生萎缩性瘢痕
光过敏	对日光有明显的反应，引起皮疹，从病史中得知或医生观察到
口腔溃疡	经医生观察到的口腔或鼻咽部溃疡，一般为无痛性
关节炎	非侵蚀性关节炎，累及 2 个或更多的外周关节，有压痛、肿或积液
浆膜炎	胸膜炎或心包炎
肾脏病变	尿蛋白＞ 0.5g/24h 或 ＋＋＋，或管型（红细胞、血红蛋白、颗粒或混合管型）
神经病变	癫痫发作或精神病，除外药物或已知的代谢紊乱
血液学疾病	溶血性贫血，或白细胞减少，或淋巴细胞减少，或血小板减少
免疫学异常	抗 ds-DNA 抗体阳性，或抗 M 抗体阳性，或抗磷脂抗体阳性（包括抗心磷脂抗体，或狼疮抗凝物，或至少持续 6 个月的梅毒血清试验假阳性 3 者中具备 1 项阳性）
抗核抗体	在任何时候和未用药物诱发"药物性狼疮"的情况下，抗核抗体滴度异常

2. 肝内占位的鉴别

该例患者以肝内占位、发热、肝损伤就诊，应分析肝内占位的原因。常见的肝内占位可有以下几种可能。

（1）肝血管瘤：最常见的肝脏良性肿瘤，CT 提示血管瘤边缘光滑，平扫期与血管密度相似，门脉期与门静脉强化类似。

（2）肝细胞癌（hepatocellular carcinoma，HCC）：是最常见的腹部肿瘤，可以是单发、多发，浸润生存，内部可因出血坏死而导致密度不均，多数为肝硬化进展而来。

（3）肝腺瘤：体积相对较大，边界清楚，含包膜分化良好的实性肿瘤，中央可有出血或坏死。

（4）局灶结节增生（focal nodular hyperplasia，FNH）：是肝组织过度增生、排列紊乱，内部可见瘢痕。

（5）纤维板层癌（FLC）：是不常见的肝恶性肿瘤，侵袭性低于 HCC。

（6）肝转移瘤：是最常见的恶性肿瘤转移部位，常来源于结肠癌、胃癌、胰腺癌等。

（7）肝脓肿：是经门静脉的感染，常发生在肝右叶，也可经动脉、败血症、胆道感染肝。

（8）肝囊肿：多为先天性的。一般认为该病起源于肝内迷走胆管的一种滞留性囊肿，多数患者无明显症状，仅在体检时发现，巨大的肝囊肿可产生右上腹痛等压迫症状。

（9）其他：红斑狼疮可在肝内形成肉芽肿样结节，临床上可被误诊为肝癌。

病例点评

SLE 好发于育龄期女性，此例为青年男性，20 年前已明确诊断。此次发病出现右上腹痛及间断发热 4 天，长期应用激素，临床应先考虑感染可能，结合影像学，多科会诊均考虑不除外肝脓肿，但此患者抗感染效果不佳，血沉明显升高，后经肝组织活检，提示肉芽肿样结节，SLE 可能性大。红斑狼疮可在肝内形成肉芽肿样结节，临床上容易被误诊，也有被误诊为肝癌的可能。所以，SLE 患者发现肝占位时需考虑是否与原发病相关。

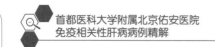

参考文献

1. 赵义，栗占国. 系统性红斑狼疮的生物靶向治疗时代已经到来. 中华医学杂志，
   2019，99（3）：161-163.

2. MORAND E F, MOSCA M. Treat to target, remission and low disease activity in
   SLE. Best Pract Res Clin Rheumatol, 2017, 31（3）: 342-350.

3. NAOR A W, WILKERSON M J, MEINDEL M, et al. Pathology in practice.
   systemic lupus erythematosus（SLE）in a dog. J Am Vet Med Assoc, 2017, 250（6）:
   627-629.

4. DAMMACCO R. Systemic lupus erythematosus and ocular involvement: An
   overview. Clin Exp Med, 2018, 18（2）: 135-149.

5. GOULIELMOS G N, ZERVOU M I, VAZGIOURAKIS V M, et al. The genetics
   and molecular pathogenesis of systemic lupus erythematosus （SLE）in populations
   of different ancestry. Gene, 2018, 668: 59-72.

6. 中华医学会皮肤性病学分会红斑狼疮研究中心. 皮肤型红斑狼疮诊疗指南（2019
   版）. 中华皮肤科杂志，2019，52（3）：149-155.

（边新渠）

病例22 系统性红斑狼疮合并肝损伤

病历摘要

【基本信息】

患者，女，25岁。主诉"发热2个月，尿黄1个月，眼黄、皮肤黄染1周"收入院。

患者2个月前无诱因出现发热，最高体温38℃，伴乏力，无寒战、肌肉酸痛等症状，3天后出现干咳，在当地医院行血常规提示：WBC 4.52 ×10^9/L，NEUT% 65.1%，Hb 87 g/L，PLT 311×10^9/L。胸部CT提示：左肺上叶舌段及下叶后基底段炎性改变，左侧胸腔少量积液，给予抗感染治疗7天，仍有发热，以下午为著，体温最高达39.5℃，交替肌内注射"柴胡＋安痛定"或"地塞米松"，或口服"复方辛布颗粒"可退热，WBC 4.66 ×10^9/L，NEUT% 73.1%，Hb 101 g/L，PLT 255×10^9/L。肝功能正常。复查胸部CT提示：右肺中叶、左肺炎症，并多发炎性索条，右肺下叶外侧基底段结节影，考虑炎性，双侧腋窝淋巴结明显增大，心包少量积液，甲状腺密度不均，右叶低密度结节影。肺部感染无明显改善，后调整抗生素治疗多次，仍间断发热。1个月前出现尿黄，未予重视，10天前于饮食不当后出现腹痛、腹胀、恶心、呕吐等症状，3天后再次出现发热，且逐步出现皮肤、巩膜黄染，伴腹胀、食欲缺乏，在当地医院检查，ALT 606.3 U/L，AST 699.4 U/L，ALP 241 U/L，γ-GT 177.4 U/L，TBiL 90.5 μmol/L；TBA

笔记

119

128 μmol/L，ALB 32.6 g/L；降钙素原 0.29 ng/mL；AMA- M2 87 RU/mL，SMA（＋）、IgG 升高；结核分枝杆菌抗体阴性；乙肝五项正常；腹部彩超提示肝实质回声略增强，胆囊壁水肿、增厚，脾略大，腹腔少量积液；胸部 CT 提示双肺改变考虑炎症，双侧胸腔积液，双侧腋窝淋巴结肿大，甲状腺密度不均，肝实质密度减低，腹水，予"还原性谷胱甘肽"及藏药治疗 4 天，仍发热且体温最高达 40.2℃，外院考虑为"肝衰竭可能性大"转来我院。患者自发病以来精神差，食量减少，睡眠欠佳，大小便正常，体重减轻 5 kg。

既往史：体健，2 个月前在体检时发现"亚急性甲状腺炎"。否认传染性疾病史，否认高血压病史、糖尿病病史，否认心脏病史。

【体格检查】

血压 101/64 mmHg，神志清，精神弱，皮肤、巩膜中度黄染，面部可疑蝶形红斑，双肺呼吸音粗，左下肺可闻及湿性啰音，心率 102 次 / 分，心律齐，腹壁平软，右上腹压痛，无反跳痛和肌紧张，肝肋下 4 cm，质软，触痛（＋），脾肋下未触及，肝区叩痛（＋），移动性浊音可疑，无下肢水肿。

【辅助检查】

（1）实验室检查

WBC 2.99×10^9/L，Hb 84.0 g/L，PLT 202.0×10^9/L，NEUT% 75.6 %，PTA 52%，网织红细胞绝对值 57.4×10^9/L；维生素 B_{12} 1257.0 ng/mL，铁蛋白 485.1 ng/mL，叶酸 14.72 nmol/L；动态 ESR 16.0 mm/h；降钙素原 1.44 ng/mL；血清细菌内毒素检测（鲎试验）167.6 pg/mL。尿常规：潜血（＋），蛋白（＋＋）；

ALT 356.4 U/L，AST 403.8 U/L，TBiL 156.5 μmol/L，DBiL 114.6 μmol/L，TP 61.5 g/L，ALB 27.4 g/L，γ-GT 96.5 U/L，ALP 136.4 U/L，嗜肝病毒学指标检测均阴性；抗 EB 病毒衣壳 -IgM 阴性，抗 EB 病毒早期 -IgM 阴性，人细小病毒 B19 抗体 IgM 阴性，人细小病毒 B19 抗体 IgG 阴性；TT$_3$ 0.84 nmol/L，TT$_4$ 98.34 nmol/L，FT$_3$ 2.12 pmol/L，FT$_4$ 12.33 pmol/L，TSH 0.1061 mIU/L；甲状腺特殊抗体：甲状腺球蛋白抗体 200.2 IU/mL，促甲状腺素受体抗体 < 0.300 IU/L，甲状腺过氧化物酶抗体 8.2 IU/mL；IgG 22.8 g/L，IgA 2.21 g/L，IgM 1.11 g/L，补体 C3 0.253 g/L，补体 C4 0.06 g/L，铜蓝蛋白 0.233 g/L，SLA/LP 阴性，Sp100 阴性，gp210 阴性，LC-1 阴性，LKM-1 型阴性；线粒体抗体 IgG（M2） < 25 RU/mL；抗 RNP 抗体阳性（＋＋＋＋），抗 SSB 抗体阴性，抗 Sm 抗体阳性（＋＋＋），抗 ds-DNA 抗体阴性，抗 Jo-1 抗体阴性，抗核小体抗体阴性，抗组蛋白抗体阴性，抗着丝点抗体 B 阴性，抗核糖体抗体阳性；AFP 30.93 ng/mL，异常凝血酶原 464.0 mAU/mL，铁蛋白 456.0 ng/mL。

（2）影像学检查

胸部 CT 见两肺炎症，双侧少量胸腔积液伴胸膜增厚；腹部 CT 见肝脏炎性改变伴胆囊水肿及腹腔积液；超声心动图见心包积液少量。

【诊断及诊断依据】

诊断：系统性红斑狼疮（SLE），低蛋白血症，腹水，双侧胸腔积液，心包积液，贫血重度，肺部感染，亚急性甲状腺炎。

诊断依据：患者为育龄期女性，有"亚急性甲状腺炎"病史，亚急性起病，反复发热 2 个月，后出现尿黄、眼黄、腹胀、恶心等症状，抗感染治疗体温无好转。SLE 诊断标准中符合：面部蝶形红斑，血液系统异常（贫血、WBC 下降），肾改变（血尿、蛋白尿），抗 RNP 抗体阳性（＋＋＋＋），抗 Sm 抗体阳性（＋＋＋），多浆膜腔积液，故诊断 SLE 成立。肝功能异常考虑为 SLE 所致的肝损伤。

【治疗及预后】

入院后诊断 SLE，给予甲泼尼龙 500 mg 冲击治疗 3 天，后改为甲泼尼龙 40 mg，每日 1 次，静脉滴注治疗。监测患者体温正常，肝功能逐渐好转，出院。

病例分析

典型红斑狼疮的临床表现：SLE 好发于育龄期女性。临床表现复杂多样，多数呈隐匿起病，部分患者可由轻型突然变为重症狼疮。

（1）全身表现：常可出现发热，在除外感染因素后，发热可能是 SLE 活动的表现。疲乏是 SLE 常见的症状，常是狼疮活动的先兆，但经常被忽略。

（2）皮肤黏膜：鼻梁、双颧颊部蝶形红斑是 SLE 特征性的改变。光敏感、脱发、盘状红斑、雷诺现象等是其他皮肤损伤的表现。一般而言，SLE 皮疹无明显瘙痒，若合并明显瘙痒，提示可能存在过敏或感染。

（3）关节肌肉：常出现对称性多关节疼痛、肿胀，一般不引起骨质破坏，部分患者可有肌痛、肌无力、肌酶升高等表现。

（4）肾损伤：又称狼疮性肾炎，表现为蛋白尿、血尿、管型尿乃至肾衰竭等，50%～70% 的 SLE 患者会出现肾受累的表现，几乎所有 SLE 患者均有肾病理学改变，且狼疮性肾炎对 SLE 预后影响较大，肾衰竭是 SLE 的主要死亡原因之一。

（5）神经系统损伤：又称为神经精神狼疮。轻者表现为偏头痛、性格改变、记忆力减退；重者表现为脑血管意外、昏迷、癫痫持续状态等。中枢神经系统表现包括无菌性脑膜炎、脑血管病、脱髓鞘综合征、头痛、运动障碍、脊髓病、癫痫发作、焦虑、认知障碍、情绪失调、精神障碍。周围神经系统表现可有吉兰 - 巴雷综合征、自主神经系统功能紊乱、脑神经病变等。

（6）血液系统表现：贫血、WBC 减少、PLT 减少。贫血可为慢性病贫血或肾性贫血。自身免疫性溶血也可导致短期内出现重度贫血、网织红细胞升高、Coombs 试验阳性。PLT 减少与血清中存在抗 PLT 抗体、ACA 及骨髓巨核细胞成熟障碍有关。部分患者在起病初期或活动期有淋巴结肿大或脾大。

（7）肺部表现：常伴随胸膜炎、胸腔积液。肺实质浸润的影像学特征为阴影分布较广、易变，咳嗽症状相对较轻。间质性肺病变主要是急性、亚急性期磨玻璃样改变和慢性期的纤维化。危重者可伴肺动脉高压。若合并弥漫性出血性肺泡炎死亡率极高。

（8）心脏表现：常出现心肌炎，表现为心包积液，可有心律失常。重症患者可伴有心功能不全。患者如有冠状动脉受累，可有心绞痛和心电图 ST-T 段改变。

（9）消化系统：表现为恶心、呕吐、腹痛、腹泻、便秘，可伴有蛋白丢失性肠炎，并引起低蛋白血症。活动期可出现肠系膜血管炎，表现类似急腹症，可能会被误诊为消化道穿孔、肠梗阻等疾病。

（10）其他：眼部受累可有结膜炎、葡萄膜炎、眼底改变、视神经病变等，严重患者可突然失明。SLE 常伴有继发性干燥综合征，表现为口干、眼干，常有抗 SSA、SSB 抗体阳性。

（11）免疫学异常：ANA 敏感性较高，为 95%，但特异性仅为 65%。抗 Sm 抗体特异性高达 99%，敏感性仅 25%。抗双链 DNA 抗体对 SLE 特异性 95%，敏感性 70%。

病例点评

SLE 是一种多发于青年女性的累及多脏器的自身免疫性炎症性结缔组织病，主要累及皮肤、血液系统、肾、神经系统等，但不典型病例日益增多，给诊断带来一定难度。此例患者以肝损伤为主要临床表现，但此患者有间断发热，在无脾功能亢进及肝硬化的临床表现时，出现 WBC 下降、多浆膜腔积液，与常见肝病临床特点不符，通过自身抗体检测，特别是检测到 SLE 特异性自身抗体抗 Sm 抗体，为此病进一步诊断提供证据，所以肝损伤有可能是自身免疫性疾病首发临床表现，临床中需注意鉴别。

（任美欣）

第二节 干燥综合征

病例 23 干燥综合征合并肝功能异常

📋 **病历摘要**

【基本信息】

患者，女，68 岁。主诉"肝病史 7 个月，乏力、食欲减退 1 周"收入院。

7 个月前无明显诱因出现四肢乏力，勉强坚持日常活动，伴厌油、恶心、纳差，进食量减少至正常的 1/2，于当地医院实验室检查肝功能异常，ALT 160 U/L，超声提示胆囊结石，给予保肝、降酶治疗后，患者症状有所减轻。1 周前无明显诱因前述症状加重，遂来我院门诊，查肝功能明显异常，收入我科进一步治疗。患者自发病以来精神差，食量减少，睡眠无改变，小便异常，大便正常，体重 7 个月减轻 5 kg。

既往史、个人史及家族史：否认传染性疾病史。高血压史 20 年，具体用药不详，未规律监测血压。糖尿病病史 10 年，具体用药不详。10 年前因膝关节外伤并行内固定手术。自觉眼干、口干 2 年，吞咽干性食物时需用水送服。否认过敏史及输血史。否认肝病及肿瘤家族史。

【体格检查】

神志清，精神可，皮肤、巩膜未见明显黄染，无肝掌及蜘

125

蛛痣，猖獗齿，心肺查体未见明显异常，腹平软，肝脾未扪及，肝区无叩痛，移动性浊音阴性。双下肢无水肿。

【辅助检查】

（1）实验室检查

乙肝五项阴性，丙肝抗体、甲肝抗体 IgM、戊肝抗体 IgM、巨细胞病毒抗体 IgM、EB 病毒抗体均为阴性；ANA（1∶1000），ANCA（1∶32），RF（−）。动态 ESR 58 mm/h。IgG 45.3 g/L，IgA 4.46 g/L，IgM 1.11 g/L；抗核抗体谱：SSA（+++），SSB（+），抗着丝点 B（+）。肝抗原谱（−）；ALT 170.5 U/L，AST 355.5 U/L，TBiL 23.3 μmol/L，DBiL 11.4 μmol/L，ALB 34.5 g/L，GLB 55.7 g/L，γ-GT 208.8 U/L，ALP 196.6 U/L，CHE 4355 U/L，K^+ 1.76 mmol/L；WBC 7.2×10^9/L，RBC 3.91×10^{12}/L，Hb 116.0 g/L，PLT 243.0×10^9/L；尿 pH 7.0，隐血（+++），尿胆原（+），尿蛋白（++），酮体（±）；血气分析：pH 7.517，PCO_2 42.5 mmHg，PO_2 65.7 mmHg，BE 9.8 mmol/L，HCO_3^- 33.7 mmol/l；PTA 129.0 %。

入院后 2 周：ALT 27.7 U/L，AST 60.9 U/L，TBiL 12.1 μmol/L，ALB 32.8 g/L，γ-GT 191.7 U/L，ALP 168.1 U/L，CHE 4355 U/L，K^+ 4.52 mmol/L，Na^+ 133.7 mmol/L，Cl^- 103.2 mmol/L；WBC 3.31×10^9/L，RBC 3.8×10^{12}/L，Hb 115.0 g/L，PLT 221.0×10^9/L；尿血（−），尿胆原（−），尿蛋白（−），酮体（−）；pH 7.386，PCO_2 34.3 mmHg，PO_2 70 mmHg，BE 9.8 mmol/L；HCO_3^- 20.2 mmol/L。

（2）影像学检查

腹部 B 超提示胆囊肿大，胆囊结石（泥沙样），胆囊炎。

（3）病理学检查

入院前外院唇腺活检提示局灶性淋巴细胞性唾液腺炎，淋巴细胞灶 2 个 /4 mm²。肝组织活检提示肝细胞肿胀，点灶样坏死多，肝内小胆管壁及其周围可见淋巴细胞浸润。

（4）其他检查

干眼症检查：Schirmer 试验（+）（3 mm/5 min）。立卧位试验：醛固酮、血管紧张素未见明显异常。

【诊断及诊断依据】

诊断：干燥综合征（Sjogren syndrome，SS），继发性肝损伤，低钾血症，低钠血症。

诊断依据：结合患者临床表现、实验室检查、影像学及病理检查，符合 2002 年 AECG 标准。

【治疗】

患者入院后，积极完善相关化验检查，提示患者严重低钾、肝肾功能损伤、SS 表现，积极给予患者激素、保肝、补钾的对症、支持治疗，患者病情平稳，出院。

病例分析

1. 干燥综合征的诊断标准

干燥综合征是一种主要累及外分泌腺体的慢性炎症性自身免疫病。临床表现除分泌腺功能障碍外，还包括由外分泌腺功能障碍引起的其他一系列表现，及其他器官的免疫性损伤。1888 年，Hadden 描述 1 例同时有泪液及唾液缺乏的患者。

1892 年 Mikulicz 报告 1 例双腮腺、双颌下腺、泪腺肿大的患者，后称 Mikulicz 综合征。1965—2002 年诞生了 10 余种分类诊断标准，但没有一种获得 ACR 或 EULAR 的认可或推荐，目前最常用的是 2002 年 AECG 标准。

SS 分类标准的项目如下。

Ⅰ. 口腔症状：3 项中有 1 项或 1 项以上。①每日感口干持续 3 个月以上；②成年后腮腺反复或持续肿大；③吞咽干性食物时需用水帮助。

Ⅱ. 眼部症状：3 项中有 1 项或 1 项以上。①每日感到不能忍受的眼干持续 3 个月以上；②有反复的砂子进眼或砂磨感觉；③每日需用人工泪液 3 次或 3 次以上。

Ⅲ. 眼部体征：下述检查任 1 项或 1 项以上阳性。① Schirmer 试验（+）（≤ 5 mm/5 min）；②角膜染色（+）（≥ 4 van Bijsterveld 计分法）。

Ⅳ. 组织学检查：下唇腺病理示 FLS ≥ 1。

Ⅴ. 唾液腺受损：下述检查任 1 项或 1 项以上阳性。①唾液流率（+）（≤ 1.5 mL/15 min）；②腮腺造影（+）；③唾液腺放射性核素检查（+）。

Ⅵ. 自身抗体：抗 SSA 或抗 SSB（+）。

分类标准项目的具体分类如下。

（1）原发性干燥综合征：无任何潜在疾病的情况下，有下述 2 条则可诊断。a. 符合 SS 分类标准条目中 4 条或 4 条以上，但必须含有条目Ⅳ（组织学检查）和条目Ⅵ（自身抗体）；b. 条目Ⅲ、Ⅳ、Ⅴ、Ⅵ 4 条任 3 条阳性。

（2）继发性干燥综合征：患者有潜在的疾病如任一结缔组

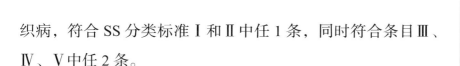

织病，符合 SS 分类标准Ⅰ和Ⅱ中任 1 条，同时符合条目Ⅲ、
Ⅳ、Ⅴ中任 2 条。

（3）必须除外：颈头面部放疗史，丙肝病毒感染，获得性
免疫缺陷综合征，淋巴瘤，结节病，GVH 病，抗乙酰胆碱药
的应用（如阿托品、莨菪碱、溴丙胺太林、颠茄等）。

2. 干燥综合征低钾血症的临床表现及特点

肾是 SS 最常累及的器官之一，有研究报道，肾小管酸中
毒的发病率可达 11% ～ 73.1%，且绝大部分为远端肾小管酸中
毒。表现为因Ⅰ型肾小管酸中毒而引起的低血钾性肌肉麻痹，
严重者出现肾钙化、肾结石及软骨病。SS 患者的低钾血症多
为顽固性低钾血症，有时低于 2 mmol/L，且不易纠正。此类患
者乏力较明显，严重者有引起心脏骤停的报道。在临床上低钾
性麻痹分为原发性、继发性低钾性麻痹，而继发性低钾性麻痹
主要见于甲状腺功能亢进，少见原因可有酒精中毒、腹泻、原
发性醛固酮增多症等。

病例点评

此例患者以肝损伤起病，但住院后以患者存在的口干、眼
干、严重低钾血症为线索，进一步诊断为干燥综合征，如仅根
据自身抗体 ANA 阳性，IgG 升高可能首先考虑 AIH，故遇到
ANA 阳性患者，需进一步检测其相关抗体，因一些自身免疫
性疾病也可以引起肝损伤，必要时需进一步完善肝穿刺活检以
鉴别。

参考文献

1. DE SANTIS M，CROTTI C，SELMI C. Liver abnormalities in connective tissue diseases. Best Pract Res Clin Gastroenterol，2013，27（4）：543-551.

2. LEE S W，KIM B K，PARK J Y，et al. Clinical predictors of silent but substantial liver fibrosis in primary sjögren's syndrome. Mod Rheumatol，2016，26（4）：576-582.

3. KASHIWAGI Y，HATSUSHIKA T，TSUTSUMI N，et al. Gastrointestinal and liver lesions in primary childhood sjögren syndrome. Clin Rheumatol，2017，36（6）：1433-1435.

4. LUO J，WANG Y，YU B，et al. A Potential of sfasl in preventing gland injury in sjögren's syndrome. Biomed Res Int，2017，2017：5981432.

5. SHIKAMA Y，KUDO Y，ISHIMARU N，et al. Potential role of free fatty acids in the pathogenesis of periodontitis and primary sjögren's syndrome. Int J Mol Sci，2017，18（4）：836.

6. CHEN X，WU H，WEI W. Advances in the diagnosis and treatment of sjögren's syndrome. Clin Rheumatol，2018，37（7）：1743-1749.

（刘丹）

第三节　成人 Still 病

病例 24　成人 Still 病伴肝损伤

病历摘要

【基本信息】

患者，女，61 岁。主诉"间断发热 3 个月"收入院。

3 个月前无明显诱因出现发热。全身游走性关节痛，服用氨咖黄敏胶囊、感冒清热解毒灵、对乙酰氨基酚等药物治疗 3 天，症状无明显缓解。于当地就诊，给予抗感染治疗，症状仍无明显好转。其后双下肢出现散在红色皮疹。实验室检查肝功能异常，给予保肝治疗，同时加用地塞米松 5 mg/d 治疗，体温正常，3 天后地塞米松减量至 2.5 mg/d，1 周后再次出现发热，地塞米松加量至 5 mg/d，联合西替利嗪、双氯芬酸钠 75 mg 治疗，仍有间断发热。当地医院复查 ALT 816 U/L，TBiL 323.9 μmol/L，考虑诊断为肝功能异常原因待查：肿瘤？药物性肝损伤？风湿免疫系统疾病。保肝治疗黄疸进一步加深，复查后复查 ALT 303.9 U/L，TBiL 423 μmol/L，给予比阿培南抗感染治疗，患者自发病以来精神不振，食量减少，睡眠欠佳，小便异常，大便异常，体重无变化。

既往史：否认传染性疾病史。高血压史 10 年余，否认糖尿病病史。否认心脏病史。否认外伤手术史。否认性病史。对染发剂过敏，5 个月前患者染发后项部出现皮疹，对症治疗后缓解。曾有应用左氧氟沙星后轻度皮肤瘙痒史。

【体格检查】

神志清，精神弱，皮肤、巩膜重度黄染，全身散在红色皮疹，部分融合成片。双肺呼吸音清，左下肺未闻及呼吸音，余肺未闻及啰音，心律齐，心率 105 次 / 分，腹软，无压痛、反跳痛，肝肋下 2 cm，剑突下 4 cm，触痛，脾肋下未触及，Murphy 征（－），肝区叩痛（＋），移动性浊音（＋），双下肢水肿，神经系统查体无异常。

【辅助检查】

（1）实验室检查

WBC 18.51×10^9/L，RBC 2.17×10^{12}/L，Hb 65.0 g/L，PLT 16.0×10^9/L，NEUT% 80.1 %；中性杆状核粒细胞 5.0 %，未见中毒颗粒，未见异常淋巴细胞；ESR 4.0 mm/h；CRP 35 mg/L；APTT、PT 未凝集，纤维蛋白原含量 0.39 g/L，D- 二聚体定量 1763μg/L，纤维蛋白降解产物 21.79 mg/L；降钙素原：1.51 ng/mL；ALT 126.8 U/L，AST 203.9 U/L，TBiL 206.5 μmol/L，DBiL 109.4 μmol/L，ALB 25.3 g/L，GLB 18.8 g/L，γ-GT 301.6 U/L，ALP 145.6 U/L，PALB 51.2 mg/L，TBA 193.2 μmol/L，CHE 1675.0 U/L。血脂：TG 2.19 mmol/L，CHO 3.86 mmol/L；IgG 14.0 g/L，IgA 1.34 g/L，IgM 1.46 g/L，C3 0.495 g/L，C4 0.143 g/L；RF 阴性；自身抗体、抗核抗体谱、肝抗原谱均阴性；甲状腺功能正常；多次血培养均阴性。

（2）影像学检查

胸部 CT 见右肺尖陈旧肺结核表现，双肺炎，左侧胸腔积液。腹部 B 超：弥漫性肝病表现，胆囊炎，腹腔积液。

【诊断及诊断依据】

诊断：成人 Still 病，腹水，腹腔感染，左侧胸腔积液，肺炎，胆系感染，高血压 2 级中危。

诊断依据：患者为老年女性，病程 3 个月。临床表现为发热、皮疹、关节痛，白细胞升高，肝功能异常。治疗给予保肝、退黄、支持、对症、比阿培南抗感染治疗。患者肝功能逐渐好转，但仍间断发热，最高体温 39 ℃。出现全身散在红色皮疹，且皮疹进行性加重，部分融合成片，泼尼松龙加量至 30 mg/d，风湿免疫科会诊，考虑患者为"成人 Still 病"，患者体温最高可达 40.5 ℃，给予甲泼尼龙 80 mg/d 治疗，体温高峰逐渐下降，肝功能好转，皮疹消退。自身免疫性肝病指标等均正常，RF 阴性，血培养阴性。多种抗生素治疗无效，激素治疗有效。结合患者既往病史、症状、体征及辅助检查等考虑上述诊断。

病例分析

1. 成人 Still 病的诊断要点

该病无特异性诊断方法，是建立在排除性诊断的基础上。国内外曾制定了许多诊断或分类标准，但至今仍未有公认的统一标准。推荐应用较多的是美国 Cush 标准和日本 Yamaguch 标准。

（1）美国 Cush 标准必备条件：①发热＞ 39℃；②关节痛或关节炎；③ RF ＜ 1∶80；④ ANA ＜ 1∶100。另需具备下列

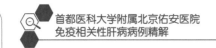

任何 2 项：①血 WBC ≥ 15×10^9/L；②皮疹；③胸膜炎或心包炎；④肝大或脾大或淋巴结肿大。

（2）日本 Yamaguch 标准主要条件：①发热 ≥ 39 ℃并持续 1 周以上；②关节痛持续 2 周以上；③典型皮疹；④血 WBC ≥ 15×10^9/L。次要条件：①咽痛；②淋巴结和（或）脾大；③肝功能异常；④ RF 和 ANA 阴性。此标准需排除感染性疾病、恶性肿瘤、其他风湿性疾病。符合 5 项或更多条件（至少含 2 项主要条件），可做出诊断。如出现下列临床表现及阳性的实验室检查结果，应疑及该病。①发热是该病最突出的症状，出现最早，典型的热型呈弛张热，一般每日 1 次；②皮疹于躯干及四肢多见，也可见于面部，呈橘色斑疹或斑丘疹，通常与发热伴行，呈一过性；③通常有关节痛和（或）关节炎，早期呈少关节炎，也可发展为多关节炎，肌痛症状也很常见；④外周血 WBC 显著增高，主要为中性粒细胞增高，血培养阴性；⑤血清学检查，多数患者 RF 和 ANA 均阴性；⑥多种抗生素治疗无效，而糖皮质激素治疗有效。

2. 成人 Still 病的鉴别诊断

（1）恶性肿瘤：白血病、淋巴瘤、恶性组织细胞病等血液系统肿瘤。成人 Still 病患者 65% 可出现淋巴结病。骨穿刺检查及淋巴结活检虽然在成人 Still 病中无特异性，但该病诊断需排除其他疾病，对于反复发作、治疗效果不明显者，一定要多次行骨穿刺及淋巴结活检，以减少误诊、漏诊。尤其应注意淋巴瘤。

（2）感染性疾病：在感染性疾病中要特别注意败血症、组织器官的脓肿、某些病毒感染（HBV、风疹病毒、微小病毒、柯萨奇病毒、EB 病毒、巨细胞病毒、人类免疫缺陷病毒等）及亚急性细菌性心内膜炎等。

（3）其他结缔组织病：RA、SLE、原发性 SS、PM、混合性结缔组织病，以及血管炎如结节性多动脉炎、韦格纳肉芽肿病、血栓性 PLT 减少性紫癜、大动脉炎等。

📋 病例点评

成人 Still 病好发年龄在 16 ～ 35 岁，高龄发病亦可见到，当老年患者出现肝功能异常伴有发热、全身游走性关节痛、皮疹，抗生素治疗无明显效果，在寻找肝损伤原因时，免疫性疾病也需进行排除。

参考文献

1. GERFAUD-VALENTIN M，JAMILLOUX Y，IWAZ J，et al. Adult-onset still's disease. Autoimmun Rev，2014，13（7）：708-722.

2. KADAVATH S，EFTHIMIOU P. Adult-onset still's disease-pathogenesis，Clinical manifestations，and new treatment options. Ann Med，2015，47（1）：6-14.

3. CASTANEDA S，BLANCO R，GONZÁLEZ-GAY M A. Adult-onset still's disease：Advances in the treatment. Best Pract Res Clin Rheumatol，2016，30（2）：222-238.

4. SIDDIQUI M，PUTMAN M S，DUA A B. Adult-onset still's disease：current challenges and future prospects. Open Access Rheumatol，2016，8：17-22.

5. ANDERSON C W，SHAH P A，ROBERTS J R. Adult-onset still's disease：Is this truly a diagnosis of exclusion? Hawaii J Med Public Health，2017，76（S2）：3-6.

6. RUSCITTI P，URSINI F，CIPRIANI P，et al. Biologic drugs in adult onset still's disease：a systematic review and meta-analysis of observational studies. Expert Rev

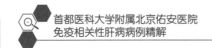

Clin Immunol, 2017, 13（11）: 1089-1097.

7. YOO D H. Treatment of adult-onset still's disease: up to date. Expert Rev Clin Immunol, 2017, 13（9）: 849-866.

8. MITROVIC S, FAUTREL B. New markers for adult-onset still's disease. Joint Bone Spine, 2018, 85（3）: 285-293.

9. NARVÁEZ J. Adult onset still's disease. Med Clin （Barc）, 2018, 150（9）: 348-353.

（任美欣）

第四节　噬血细胞综合征

■ 病例 25　噬血细胞综合征典型病例

📋 病历摘要

【基本信息】

患者，男，27 岁，主因"乏力、尿黄、食欲减退 6 周，伴发热 11 天"收入院。患者于 6 周前出现乏力、厌油、纳差、进食量明显减少，进食量减少至正常食量的 1/3，无消瘦、发热、大便颜色正常。自服三黄片、阿莫西林治疗，次日出现尿黄，于当地医院就诊，检查结果不详，进一步实验室检查血常规：WBC 3.62×10^9/L，NEUT% 62.4%，PLT 108×10^9/L，Hb 152 g/L。肝功能：ALT 1397 U/L，AST 843 U/L，TP 49.9 g/L，ALB 36.9 g/L，TBiL 249.63 μmol/L，DBiL 173.18 μmol/L；甲型、乙型、丙型、戊型肝炎病毒标志物均阴性；PTA 51.9%：予保肝退黄治疗，监测肝功能进行性加重，黄疸加深，患者无皮肤瘙痒，PTA 下降至 28.9%，给予输血浆治疗，患者出现发热，体温最高达 38.4℃，伴畏寒、寒战，给予退热药物治疗体温可下降，监测 PTA 较前有所回升，但黄疸仍进一步加重，住院治疗，检查除外 EBV 及 CMV 感染、自身免疫性肝病及肝豆状核变性等，给予保肝退黄及对症支持治疗，肝功能有所好转，黄疸下降，PTA 升至正常。患者再次出现发热伴皮疹，实验室检查 WBC 下降，单核细胞升高为主，PCT 正常，考虑病毒感染，抗感染及对症治疗后，1 周左右体温恢复正常。11 天前出现发热，呈弛张热，体温最高达 40℃，傍晚开始发热，伴咽痛。无恶心、呕吐、腹痛、咳嗽、咳痰，于我院检查结果：WBC 9.12×10^9/L，Hb 126.0 g/L，PLT 208.0 $\times 10^9$/L，NEUT% 56.7 %，MON 28.6 %；ALT 80.4 U/L，AST 94.9 U/L，ALB 38.5 g/L，TP 55.8 g/L，TBiL 400.7 μmol/L，DBiL 304.1 μmol/L；PCT 1.93 ng/mL；PTA 84.0 %，予比阿培南抗感染治疗患者体温无明显好转，并出现腹泻，继之出现皮疹，为躯干部红色斑丘疹，复查：WBC 17.79×10^9/L，Hb 110.0 g/L，PLT 241.0 $\times 10^9$/L，单核细胞百分率 15.7%，NEUT% 75.4%；降钙素原升至 20.02 ng/mL，患者腹泻明显，为黄色稀水便，无脓血，考虑球菌感染不除外，加用替考拉宁抗感染，同时因患者曾行胃镜检查提示食管黏膜白斑样改变（霉菌性食管炎?），不除外真菌感染，给予氟康唑抗真菌治疗。患者皮疹消退 1 天，监测血红蛋白进行性下降，骨穿刺提示红系增生减低，为进一步诊治收入院。患者自发病以来精神差，食量减少，睡眠欠佳，小便异常，大便异常，体重无变化。

既往史：体健，有染发史，否认过敏史。

【体格检查】

T 37.5℃，BP 135/66 mmHg，神志清，精神尚可，皮肤、巩膜重度黄染，浅表淋巴结肿大，无触痛，口腔未见白斑，双肺呼吸音正常，心率 90 次 / 分，心律齐，腹部饱满，胀气，全腹有压痛及反跳痛，Murphy 征可疑阳性，肝未触及，脾大，肋下可触及，肝区叩痛（－），移动性浊音可疑阳性，无下肢水肿，躯干及四肢散在红色斑疹，压之褪色。

【辅助检查】

（1）实验室检查

WBC 10.83 ×10^9/L，Hb 81.0 g/L，PLT 86.0×10^9/L，NEUT% 48.6%，MON 22.4%，LYM 28.2%；ALT 260.5 U/L，AST 381.6 U/L，TBiL 510.9 μmol/L，DBiL 366.8 μmol/L，TP 37.6 g/L，ALB 25.5 g/L，三酰甘油 198 mg/L，胆固醇 292 mg/dL；BUN 3.48 mmol/L，Cr 57.3 μmol/L，钾 3.26 mmol/L，钠 130.7 mmol/L，氯 105.7 mmol/L；降钙素原 5.33 ng/mL；PTA 83.0 %，FIB 1.01 g/L；CRP 29.0 mg/L；ESR 6.0 mm/h；铁蛋白 1163.0 ng/mL；IgG 2.27 g/L，IgA 0.23 g/L，IgM 0.17 g/L，补体 C3 0.74 g/L，补体 C4 0.24 g/L；术前病毒筛查均为（−）；EBV-IgM、人细小病毒 B19-IgM 均（−）。实验室检查 sCD25 升高，NK 细胞活性下降。

（2）影像学检查

胸部 CT 未见异常。腹部 CT 提示：①肝炎性改变，腹膜后淋巴结反应性增生可能；②胆囊炎；③肝左叶钙化灶。

骨穿提示粒系增生活跃，红系增生低下，血涂片可见明显核左移，中性粒细胞比例明显增高，中性粒细胞胞浆可见空泡及中毒颗粒。可见嗜血现象。

【诊断及诊断依据】

诊断：肝功能异常原因未明，DILI 可能性大，亚急性肝衰竭，低蛋白血症，腹水，腹腔感染，噬血细胞综合征。

诊断依据：患者为青年男性，亚急性起病，既往有染发史。此次以乏力、食欲减退、厌油、尿黄为主要表现，实验室检查肝功能异常，PTA ＜ 40%，TBiL ＞ 171.1 μmol/L，查体提示皮肤、巩膜重度黄染，移动性浊音（＋），除外嗜肝病毒感染，自身抗体阴性，结合患者有染发史，考虑药物所致亚急性肝衰竭可能性大。患者反复发热，抗感染治疗效果不佳，查体淋巴结肿大，脾大，可见皮疹。实验室检查肝功能异常，血红蛋白及血小板下降，铁蛋白及三酰甘油明显升高，纤维蛋白原下降，骨髓可见嗜血现象，sCD25 升高及 NK 细胞活性下降，考虑噬血细胞综合征。

【治疗及预后】

入院后给予保肝支持抗感染治疗。诊断噬血细胞综合征，后加用依托泊苷及激素治疗，血常规及肝功能逐渐恢复正常。

病例分析

1. 噬血细胞综合征的诊断

噬血细胞性淋巴组织细胞增多症（hemophagocytic lymphohistiocytosis，HLH），又称噬血细胞综合征，是一种由遗传性或获得性免疫功能异常导致的以病理性炎症反应为主要特征的临床综合征。主要由淋巴细胞、单核细胞和吞噬细胞系统异常激活、增生，分泌大量炎性细胞因子引起的一系列炎症反应。临床以持续性发热、肝脾大、全血细胞减少及骨髓、肝、脾、淋巴结组织发现噬血现象为主要特征。当患者出现持续发热、肝脾大和血细胞减少三联征应当怀疑 HLH 的可能，或者发热、全血细胞减少合并不明原因的肝衰竭应考虑 HLH，提示当患者在病程中同时出现不明原因的发热、血细胞减少及脾或肝的异常变化，需要警惕 HLH 发生的风险，及时进行与诊断相关的检查。临床上经常会发生将噬血细胞综合征误诊为肝衰竭的情况。

现行的 HLH 诊断标准采用国际组织细胞协会制定的 HLH-2004 诊断标准，这是一项由明确的 HLH 相关基因缺陷和（或）8 条临床表现和实验室检测指标组成的综合评价体系。临床上应用最广泛的是 8 条综合诊断指标，包括：①发热；②两系以上血细胞减少；③脾增大；④噬血现象；⑤高三酰甘油血症 / 低纤维蛋白原血症；⑥血清铁蛋白水平升高；⑦ NK 细胞活性降低或缺失；⑧ sCD25 水平升高。当患者同时满足上述指标中的 5 条，诊断即可成立。铁蛋白 > 500 g/L 在诊断 HLH 中的灵敏度是 84%。Allen 等人研究认为，血清铁蛋白高于 10 000 g/L 时对儿童 HLH 诊断的敏感性为 90%，特异性为 96%；Schram 等人研究认为在成人患者中，高血清铁蛋白可以见于多种疾病，包括肝功能损伤、感染、血液系统肿瘤、风湿免疫性疾病、铁超载等，因此，高铁蛋白不能作为成人 HLH 的预测指标。很多研究结果均支持血清铁蛋白 < 500 g/L 在儿童和成人中对诊断 HLH 都有很好的负性评价意义。无论是原发性 HLH 还是继发性 HLH，在疾病过程中均有可能出现 NK 细胞活性的减低和缺乏。

2. 嗜血综合征的治疗要点

HLH 的治疗需要从以下 3 个方面同时治疗。①由于该疾病常是危及生命的，支持治疗十分重要，及时纠正凝血机制异常及严重中性粒细胞减少。②抑制过度的炎症反应、消除异常活化的免疫状态及其触发因素。炎症反应的抑制可通过使用免疫抑制剂或免疫调节剂，而异常活化的免疫状态纠正则可通过糖皮质激素、依托泊苷、T 细胞抗体（抗胸腺细胞球蛋白抗体、阿伦单抗）、利妥昔单抗等药物去消除活化的免疫细胞和受到感染的抗原提呈细胞。感染是最常见的触发因素，因此，抗感染治疗在 HLH 的治疗上占有十分重要的地位。③纠正潜在的免疫缺陷包括进行异基因造血干细胞移植（allo-HSCT）来纠正缺陷基因（原发性 HLH）及积极控制原发病（获得性 HLH）。目前标准的 HLH 治疗方案，采用依托泊苷、地塞米松联合或不联合环孢素治疗活动期 HLH 患者，使 HLH 的生存率较前有了很大的提高。

病例点评

此例患者以急性肝损伤起病，病情恢复过程中出现发热、皮疹，特别是全血细胞下降，目前噬血细胞综合征越来越受到临床重视，其可分为原发性噬血细胞综合征和继发性噬血细胞综合征，此例患者先有肝损伤过程，考虑继发性嗜血细胞综合征可能，在临床中可以见到 EBV 感染患者及药物性严重肝损伤患者继发噬血综合征，所以临床工作中需及时发现患者相关临床特征，及时诊断治疗非常重要。

参考文献

1. CAMPO M, BERLINER N. Hemophagocytic lymphohistiocytosis in adults. Hematol Oncol Clin North Am, 2015, 29（5）: 915-925.

2. DEGAR B. Familial hemophagocytic lymphohistiocytosis. Hematol Oncol Clin North

笔记

Am，2015，29（5）：903-913.

3. FILIPOVICH A H，CHANDRAKASAN S. Pathogenesis of hemophagocytic lymphohistiocytosis. Hematol Oncol Clin North Am，2015，29（5）：895-902.

4. FILIPPONE E J，FARBER J L. Hemophagocytic lymphohistiocytosis：An update for nephrologists. Int Urol Nephrol，2016，48（8）：1291-1304.

5. HAYDEN A，PARK S，GIUSTINI D，et al. Hemophagocytic syndromes（HPSs）including hemophagocytic lymphohistiocytosis（HLH）in Adults：A systematic scoping review. Blood Rev，2016，30（6）：411-420.

6. MORIMOTO A，NAKAZAWA Y，ISHII E. Hemophagocytic lymphohistiocytosis：Pathogenesis，Diagnosis，and Management. Pediatr Int，2016，58（9）：817-825.

7. ESTEBAN Y M，DE JONG J L O，TESHER M S. An overview of hemophagocytic lymphohistiocytosis. Pediatr Ann，2017，46（8）：e309-e313.

8. IGNASZEWSKI M，IGNASZEWSKI M J，KOHLITZ P. Lamotrigine-associated hemophagocytic lymphohistiocytosis. Am J Ther，2017，24（4）：e493.

9. RAMACHANDRAN S，ZAIDI F，AGGARWAL A，et al. Recent advances in diagnostic and therapeutic guidelines for primary and secondary hemophagocytic lymphohistiocytosis. Blood Cells Mol Dis，2017，64：53-57.

10. WANG Y，WANG Z. Treatment of hemophagocytic lymphohistiocytosis. Curr Opin Hematol，2017，24（1）：54-58.

11. WYSOCKI C A. Comparing hemophagocytic lymphohistiocytosis in pediatric and adult patients. Curr Opin Allergy Clin Immunol，2017，17（6）：405-413.

12. AL-SAMKARI H，BERLINER N. Hemophagocytic lymphohistiocytosis. Annu Rev Pathol，2018，13：27-49.

13. STALDER G，RIBI C，DUCHOSAL M A. Hemophagocytic lymphohistiocytosis. Praxis（Bern 1994），2018，107（16）：902-911.

（任美欣）

第三章
肝病合并自身抗体阳性的鉴别诊断

第一节　药物性肝病与免疫性疾病鉴别

病例 26　药物性肝损伤伴胆管消失综合征

病历摘要

【基本信息】

患者，男，48 岁。主诉"肝病史 6 个月"收入院。

6 个月前出现尿黄，眼黄，伴有皮疹。无发热，无恶心呕吐，无腹痛腹泻，食欲正常。当地医院就诊检查 ALT 801 U/L，AST 564 U/L，TBiL 316 umol/L，ALP 814 U/L，γ-GT 1927 U/L，甲、乙、丙、戊型肝炎病毒指标阴性，ANA 1∶100，IgG 19.32 g/L，腹部 MR 示：脾大。MRCP 检查：未见胆管异常。给予保肝治疗，效果不理想，5 个月前先后行 3 次血浆置换，4 个月前应用甲泼尼龙（40 mg/d），应用 1 个月肝功能好转后停用。其后继续保肝治疗，效果不佳，仍尿黄明显，皮肤瘙痒，大便颜色浅。为进一步治疗入我院。

既往体健，有长期大量饮酒史。个人史、家族史、婚育史无特殊。

【体格检查】

T 36.2 ℃，BP 106/70 mmHg，P 98 次 / 分，R 20 次 / 分。神志清，精神可，肝掌（－），蜘蛛痣（－），全身浅表淋巴结未触及肿大，巩膜重度黄染，双肺呼吸音清，未闻及干、湿性啰音，心律齐，未闻及杂音，腹软，无压痛及反跳痛，肝脾肋下未触及肿大，Murphy 征（－），肝区叩痛（－），移动性浊音（－），肠鸣音 4 次 / 分，双下肢无水肿，踝阵挛（－），扑翼样震颤（－）。

【辅助检查】

（1）实验室检查

WBC 7.43×10^9/L，Hb 104 g/L，PLT 322×10^9/L；ALT 41.6 U/L，AST 78.2 U/L，TBiL 303.8 μmol/L，ALB 36.3 g/L，γ-GT 658.1 U/L，ALP 1319 U/L，CHE 3501 U/L；IgG 11.8 g/L，IgM 1.85 g/L，补体 C3 2.87 g/L，铜蓝蛋白 1.26 g/L；IgG1 8.5 g/L，IgG2 3.92 g/L，IgG3 0.293 g/L，IgG4 0.198 g/L；动态 ESR 6 mm/h；抗 EB 病毒衣壳 -IgM（－），抗 EB 病毒早期 -IgM（－）；巨细胞病毒抗体 IgM（－），巨细胞病毒抗体 IgG ＞ 500 U/mL；巨细胞病毒 DNA 测定 ＜ 500copies/mL，

EB 病毒 DNA 测定（血液）< 500 copies/mL；Anti-HAV IgM（–）；乙肝五项全阴；HGB-ALC 4.3%；自身抗体系检测均阴性。

（2）影像学检查

MRCP：未见明显异常，胆管。腹部 CT：肝囊肿，胆囊炎。肝组织学检查：小叶结构存在小叶肝板不整，肝实质点灶状坏死，炎细胞浸润，汇管区轻度扩大，小叶间胆管缺失，纤维组织轻度增生。

【诊断及诊断依据】

诊断：药物性肝损伤，胆汁淤积型，慢性胆管消失综合征，酒精性肝病。

诊断依据：患者为青年男性肝损伤病史 6 个月。发病前应用左氧氟沙星及连翘败毒，肝损伤药物服用史，临床表现为尿黄、皮肤、巩膜重度黄染，实验室检查病原学标志物阴性，自身抗体系列阴性，胆道磁共振未见大胆管损伤，结合肝穿刺病理，故考虑上述诊断成立。

【治疗及预后】

予谷胱甘肽、复方甘草酸苷、多烯磷脂酰胆碱等药物保肝，同时予甲泼尼龙 0.5 mg/（kg·d）起始量治疗，逐渐减量。肝功能完全恢复正常。

病例分析

1. 胆管消失综合征定义及特点

胆管消失通过汇管区内小叶间胆管 / 汇管区数量的比值

来评估，正常比值为 0.9 ～ 1.8，当小叶间胆管缺乏 > 50%（比值 < 0.5）时定义为胆管消失综合征（vanishing Bile Duct Syndrome，VBDS）。VBDS 的临床特点及生物化学指标酷似 PBC 或 PSC。病变持续进展进入慢性期，形成慢性胆汁淤积。慢性胆汁淤积被定义为持续黄疸大于 6 个月，或者无黄疸而持续生物化学指标异常（ALP、γ-GT 异常）大于 1 年。慢性胆汁淤积不像急性毛细胆管淤胆，不是必须有临床黄疸或高水平血清胆红素，但血清 ALP 水平上升是其特点。意大利有学者认为药物引起 VBDS（Drug-VBDS）存在 2 种胆管损伤类型，即小胆管损伤型和大胆管损伤型。

该患者病程持续 6 个月，临床症状及指标表现为明显胆汁淤积，保肝及短时间激素治疗效果不理想。经病理检查符合 VBDS。

2. 药物引起的胆管消失综合征

文献报道有 30 余种可引起胆管消失，包括非类固醇类消炎药、抗生素、高血压药、糖尿病药、降脂药、抗病毒药、抗惊厥药、抗精神病药和性激素，其中最易导致 VBDS 的药物主要为抗生素和非甾体抗炎药。该患者用药史中含有非甾体抗炎药成分及喹诺酮类抗生素，其中喹诺酮类抗生素引起的药物相关性 VBDS 多为有过敏反应的急性肝损伤。

3. 胆管消失综合征的治疗及预后

免疫调节在多种病因导致的胆管消失中作用显著，因此，免疫抑制治疗可能是一个合理的治疗选择，经验性治疗多先选糖皮质激素，效果欠佳时再联合应用其他免疫抑制剂。患者经过再次激素治疗，治疗时间已达到中疗程，胆汁淤积得到明显改善。

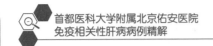

小胆管损伤型多见且预后好，黄疸、瘙痒及血液指标检查异常出现快，本患者肝脏病理检测提示为小胆管损伤。胆管消失持续存在，黄疸亦可存在多年，但大多数 D-VBDS 患者黄疸水平最终会下降、慢性淤胆逐渐消退，并伴随着生物化学指标异常的逐渐改善过程，预后相对较好。D-VBDS 通常预后要比 PBC 好。

病例点评

该例患者在 6 个月保肝治疗，6 个月曾短期应用激素治疗，效果不佳。患者经肝穿刺病理证实胆管消失，再次应用激素治疗 3 个月后胆红素缓慢下降至正常。药物性肝损伤可引起胆汁淤积，甚至导致胆管消失，有文献报道延长激素治疗时间或适当增加激素剂量，可改善慢性药物性肝损伤胆汁淤积。

参考文献

1. VISENTIN M, LENGGENHAGER D, GAI Z, et al. Drug-induced bile duct injury. Biochim Biophys Acta Mol Basis Dis, 2018, 1864（4 Pt B）: 1498-1506.

2. BJÖRNSSON E S, JONASSON J G. Idiosyncratic drug-induced liver injury associated with bile duct loss and vanishing bile duct syndrome: Rare but has severe consequences. Hepatology, 2017, 65（4）: 1091-1093.

3. YE L H, WANG C K, ZHANG H C, et al. Clinicopathologic features of drug-induced vanishing bile duct syndrome. Zhonghua Gan Zang Bing Za Zhi, 2017, 25（4）: 317-320.

（杜晓菲）

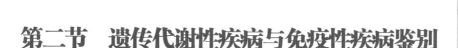

第二节　遗传代谢性疾病与免疫性疾病鉴别

■ 病例 27　先天性肝纤维化

病历摘要

【基本信息】

患者，女，26 岁，主因"发现肝功能异常 2 年"收入院。患者 2 年前体检发现肝功能异常，AST 45 U/L，ALT 正常，无黄疸，γ-GT 64 U/L，ALP 正常，脾大，未治疗。1 年前体检肝功能：AST 43 U/L，ALT 79 U/L，γ-GT 108 U/L，ALP 正常。1 个月前体检肝功能：ALT 57 U/L，γ-GT 73 U/L，ALP 正常。超声提示胆囊腺肌症，肝正常。患者自觉上腹不适、饱胀，时有恶心，食欲可，无眼黄、尿黄、肝区不适等症状。后于我院就诊，实验室检查肝功能异常，腹壁超声提示脾大、胆囊炎、弥漫性肝病表现。为进一步诊治收入院。既往体健。

【体格检查】

T 36.8 ℃，BP 110/60 mmHg，P 78 次 / 分，R 18 次 / 分。神志清，精神可，营养良好，全身皮肤、巩膜无黄染，未见肝掌及蜘蛛痣。全身浅表淋巴结未扪及肿大。心肺无异常。腹部平坦，未见腹壁静脉曲张，腹软，无压痛、反跳痛，Murphy 征（－），肝脾肋下未触及，肝、脾、双肾区无叩痛，移动性浊音（－），肠鸣音 4 次 / 分，双下肢无水肿。病理征未引出。

笔记

【辅助检查】

（1）实验室检查

ALT 44.5 U/L，AST 31.5 U/L，TBiL 16.4 μmol/L，DBiL 4.9 μmol/L，ALP 75.2 U/L；γ-GT 51.3 U/L，甲型、乙型、丙型、戊型肝炎病毒血清学均阴性，EBV、CMV 阴性，铜蓝蛋白、转铁蛋白、α-抗胰蛋白酶等指标均阴性，ANA 1∶100 核颗粒；肝抗原谱、抗核抗体谱、免疫球蛋白正常；余检查均正常。

（2）影像学检查

超声检查：弥漫性肝病表现 [包膜欠光滑，回声粗亮，分布不均匀，门静脉（9 mm），脾厚（43 mm），胆囊壁毛糙增厚]。Fibroscan 示 35.3 kPa。

腹部 CT 检查（图 27-1）：①肝硬化，脾大，侧支循环形成；②肝内胆管轻度扩张；③胆囊炎，胆囊结石；④双肾囊肿。

腹部磁共振：肝表面光滑，各叶比例失调，肝裂无增宽，肝实质内散在点状无强化的长 T_2 信号灶，肝内胆管略宽，胆囊饱满，囊壁增厚并强化，局部略毛糙，T_1 序列上腔内可见条片状高信号，肝外胆管无明显扩张。脾大。

MRCP 检查（图 27-2）：①胆管炎可能，胆囊炎；②肝硬化，脾大（肝外胆管显示清晰，直径约 5 mm，管壁欠光滑，左右肝管轻度扩张，肝内胆管粗细不均匀）。胆囊较充盈，囊壁厚，其内未见异常信号。肝脏表面不光整，肝实质内未见明显异常信号。

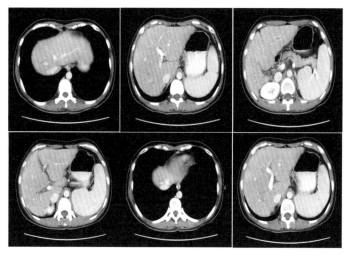

图 27-1　腹部 CT 检查

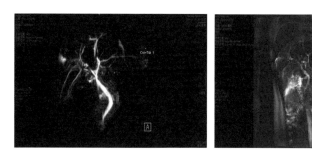

图 27-2　MRCP 检查

胃镜检查（图 27-3）：食管静脉曲张（重度），胃底静脉曲张（GIV1 型），门脉高压性胃病伴糜烂。

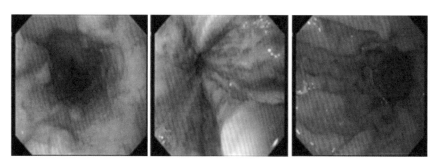

图 27-3　胃镜检查

（3）病理检查（图 27-4）

肝组织活检病理镜下见肝实质为弥漫性纤维化的汇管区形成的纤维隔不规则分隔，其间可见多数增生的小胆管，边缘带可见少数扩张的边缘胆管，有的腔内含胆汁，间质内炎症轻，边界齐。此外，一处可见胆管微小的错构瘤。被分隔的肝实质内炎症轻，窦细胞反应活跃。病理诊断：先天性肝纤维化可能。

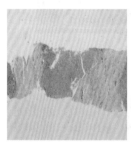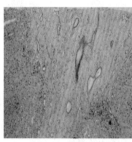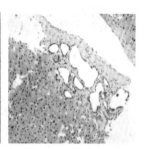

图 27-4 病理检查

（4）基因检测

PKHD1 基因异常。

【诊断及诊断依据】

诊断：先天性肝纤维化（门脉高压型），食管静脉曲张（重度），胃底静脉曲张（GOV1 型），门脉高压性胃病伴糜烂，胆囊炎，胆囊结石，双肾囊肿。

诊断依据：患者为青年女性，无肝病家族史，否认饮酒史、特殊用药史。主要表现为肝功能异常，实验室检查提示转氨酶、γ-GT 升高，除外嗜肝病毒、非嗜肝病毒感染、自身免疫性肝病，超声提示脾大；胃镜提示食管胃底静脉曲张，肝组织活检病理提示先天性肝纤维化（CLF）；基因检测提示 *PKHD1* 基因异常。综上诊断明确。

【治疗及预后】

入院后给予保肝、对症治疗，为预防出血，先后行内镜下食管静脉曲张硬化剂治疗 3 次，复查胃镜提示食管静脉曲张轻度。监测血常规、肝功能、凝血功能等指标基本正常。

随访 1 年后复查胃镜提示食管静脉曲张进展，患者于外院行脾切除治疗，至今病情稳定。

病例分析

1. 非肝硬化性门脉高压症的病因分析

慢性肝衰竭（chronic liver failure，CLF）和门脉性肝硬化（hepato portal sclerosis，HPS）均可引起门脉高压症，故其鉴别存在一定的困难。CLF 虽均有门脉径和脾静脉径增大，肝内压达 240 ～ 500 mmH$_2$O，脾内压达 300 ～ 400 mmH$_2$O，及食管静脉Ⅱ～Ⅲ度曲张，但脾大伴脾功能亢进者少见。

CLF 是罕见的常染色体隐性遗传病，1961 年由 Kerr 等人首次命名。CLF 是由于胆管板畸形（DPM）造成的，可引起继发性胆管狭窄和汇管区纤维化，随后导致门脉高压的发生。研究报道，CLF 与染色体 6p12 的基因 *PKHD1* 突变有关，根据临床表现不同（表 27-1），CLF 可分为门静脉高压型、胆管炎型、混合型和隐匿型 4 型。

病变早期通常无明显症状，或出现非特异性症状，不易诊断。腹痛罕见，见于胆管炎型合并胆系感染的患者，表现为右上腹压痛。

表 27-1　门脉高压症的鉴别与分析

窦前性	窦周性	窦后性
隐匿性非硬化性门脉高压	药物诱发	布加综合征
胆道疾病（PBC，PSC）	酒精性肝损伤	静脉阻塞性疾病
肿瘤或非肿瘤致门脉狭窄	非酒精性脂肪型肝炎	高维生素 A 血症
血吸虫病	病毒性肝炎	原发性血管恶性肿瘤
多囊性疾病	淀粉样变	上皮样血管内皮瘤
动静脉瘘	体腔利什曼病	血管肉瘤
先天性肝纤维化	Gaucher 病，妊娠性急性脂肪肝病	

2. 先天性肝纤维化诊断标准

①肝穿刺组织形态学检查是 CLF 与 HPS 鉴别的金标准。应予指出的是，CLF 时肝穿刺经常不能获取供形态学检查足够的肝组织，15 例患者做肝穿刺，仅 7 例取得活检成功，另 8 例则为脾切除进行脾肾静脉吻合时，手术切取的肝组织；HPS 患者行肝穿刺均可获取供检查足够的活检组织。形态学病变鉴别：CLF 最引人注目的是，在肝小叶保持完整无损的状况下汇管区极度纤维化，纤维化组织粗糙，部分呈透明性变，纤维条索中见有已硬化的门静脉、肝动脉分支和增生的小胆管，所形成的小叶间胆管管状板层损伤，对 CLF 的发病具有重要意义，可导致肝内胆小管增生和纤维化。HPS 时纤维组织则较少见于肝内，而主要局限于门静脉分支的周围，在其腔隙中可见已机化的血栓和再通的分支血栓，无胆管增生表现。② CLF 的另一特征为肾曲小管损伤，常为肾功能不全而导致患者死亡，多见于儿童。不明原因的门脉高压（食管胃底静脉曲张，非恶性

腹水，门－腔分流）和脾大为特征，伴或不伴脾功能亢进症。通常肝功能保持相对正常，排除其他引起门脉高压的原因需考虑 CLF。③肝活检是诊断 CLF 不可或缺的一步。

病例点评

　　先天性肝纤维化是一种罕见的遗传性先天畸形，以门汇管区结缔组织增生、小胆管增生为特征，病程后期表现为门脉高压症，根据不同临床表现可分为门脉高压型、胆管炎型、门脉高压合并胆管炎型和无症状型，可合并多囊肾。此例患者为门脉高压型，临床上如遇到不能解释的门脉高压患者，建议肝组织活检病理诊断，如有条件建议做基因检测。

参考文献

1. DESMET V J. What is congenital hepatic fibrosis?. Histopathology，1992，20（6）：465-477.

2. GUNAY-AYGUN M，FONT-MONTGOMERY E，LUKOSE L，et al. Characteristics of congenital hepatic fibrosis in a large cohort of patients with autosomal recessive polycystic kidney disease. Gastroenterology，2013，144（1）：112-121.e2.

3. DRÖGEMÜLLER M，JAGANNATHAN V，WELLE M M，et al. Congenital hepatic fibrosis in the Franches-Montagnes horse is associated with the polycystic kidney and hepatic disease 1（PKHD1）gene. PLoS One，2014，9（10）：e110125.

4. JIANG L，FANG P，WEEMHOFF J L，et al. Evidence for a "Pathogenic Triumvirate" in congenital hepatic fibrosis in autosomal recessive polycystic kidney disease. Biomed Res Int，2016，2016：4918798.

5. LOCATELLI L，CADAMURO M，SPIRLI C，et al. Macrophage recruitment

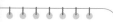
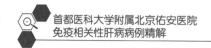

by fibrocystin-defective biliary epithelialcells promotes portal fibrosis in congenital hepatic fibrosis. Hepatology, 2016, 63（3）: 965-982.

6. PARKASH A, CHEEMA H A, MALIK H S, et al. Congenital hepatic fibrosis: clinical presentation, laboratory features and management at a tertiary care hospital of Lahore. J Pak Med Assoc, 2016, 66（8）: 984-988.

7. BHARANI V, VENKATESH G V, SAIKIA U N, et al. Congenital hepatic fibrosis with polycystic kidney disease: an unusual cause of neonatal cholestasis. Indian Pediatr, 2017, 54（7）: 589-592.

8. GUERRA J A, KAMPA K C, ZAPPAROLI M, et al. Congenital hepatic fibrosis and obliterative poral venopathy without poral hypertension – a review of literature based on an asymptomatic case. Arq Gastroenterol, 2018, 55（4）: 324-328.

9. KAFFE E, FIOROTTO R, PELLEGRINO F, et al. β-catenin and interleukin-1β-dependent chemokine（C-X-C motif）ligand 10 production drives progression of disease in a mouse model of congenital hepatic fibrosis. Hepatology, 2018, 67（5）: 1903-1919.

10. ROSSI G, DI CHIO T, NASTASIO S, et al. Spontaneous extrahepatic portosystemic shunt in congenital hepatic fibrosis. J Pediatr Gastroenterol Nutr, 2018, 66（4）: e108.

（任美欣）

病例 28　误诊为自身免疫性肝炎的肝豆状核变性

病历摘要

【基本信息】

患者，女，19 岁，因"肝功能异常 1 年"收入院。

1 年前患者因矫正牙齿在外院检查发现肝功能异常，ANA 阳性，当时考虑自身免疫性肝病，给予口服 UDCA 胶囊及甘草酸苷，治疗效果不理想，肝功能反复波动。半年来出现乏力，4 个月前开始出现进食减少。半个月前于我院门诊就诊，检查结果：ALT 52.8 U/L，AST 76.7 U/L，TBiL 27.5 μmol/L，γ-GT 106.6 U/L，ALP 116.7 U/L，自身抗体 ANA 1∶1000 阳性，IgG 升高，为进一步诊治收入院。自起病以来，患者精神可，进食量减少，大小便正常，体重无明显变化。

既往体健，无饮酒史，否认肝病家族史。

【体格检查】

生长发育正常。神志清，精神可，面色晦暗，肝掌（−），蜘蛛痣（−），皮肤、巩膜无黄染。心肺（−），腹软，无压痛、反跳痛，肝脾肋下未触及，Murphy 征（−），移动性浊音（−），肠鸣音正常，双下肢无水肿，神经系统查体无异常。

【辅助检查】

（1）实验室检查

ALT 64.2 U/L，AST 79.9 U/L，TBiL 18.1 μmol/L，ALB

29.6 g/L，γ-GT 79.6 U/L，ALP 178.4 U/L，TBA 55.9 μmol/L，CHE 1407 U/L。ANA1∶1000 阳性，余均阴性，IgG 20.6 g/L，IgA 7.78 g/L，补体 C3 0.434 g/L，补体 C4 0.085 g/L，铜蓝蛋白 0.022 g/L，嗜肝病毒学指标检测均阴性。WBC 4.99×10^9/L，HGB 114 g/L，PLT 135×10^9/L，PTA 56% K-F 环检查结果阳性。尿铜 17.08 μmol/24 h。

（2）基因检测

ATP7B 全外显子测序，检测到 1 个具有临床意义的纯合突变，即 *Exon8* 外显子编码区 CTC-CTG，Leu770Leu（G/G 纯合，同义突变）；CGG-CTG，Arg778Leu（T/T 纯合，CM950111，异常）。

【诊断及诊断依据】

诊断：肝豆状核变性。

诊断依据：该患者为青年女性，慢性病程。1 年前外院检查时发现肝功能异常，γ-GT 及 ALP 升高，外院检查肝炎病毒指标阴性，铜蓝蛋白下降，K-F 环阳性，尿铜升高，基因检测 ATP7B 纯合突变。符合肝豆状核变性诊断。发病后检查发现自身抗体 ANA 阳性，IgG 升高明显，需鉴别自身免疫性肝炎。

【治疗及预后】

入院后保肝对症支持治疗，给予保肝治疗，给予青霉胺及硫酸锌治疗。

出院后间断复查，2 个月后尿铜 24.06 μmol/24h，4 个月后尿铜 31.3 μmol/24h，6 个月后因肝衰竭行肝移植，行肝组织病理提示存在肝衰竭，未提示自身免疫性肝炎表现。术后半年复查尿铜 0.13 μmol/24h，铜蓝蛋白 0.292 g/L，恢复正常水平。此后随访尿铜正常。

病例分析

1. 自身免疫性肝炎

AIH 是一种由针对肝细胞的自身免疫反应所介导的肝脏实质炎症，以血清自身抗体阳性、高 IgG 和（或）γ-球蛋白血症、肝组织学上存在界面性肝炎为特点。诊断标准包括 1999 年的 AIH 综合诊断积分系统和 2008 年的简易评分标准。在无肝病理结果的情况下，该患者 2 种评分分别为 10 分和 6 分，不能除外 AIH 诊断，但 2 种评分方法中均未考虑到肝豆状核变性的因素，AIH 诊疗指南中也提到需要与肝豆状核变性进行鉴别。

2. 肝豆状核变性

肝豆状核变性是相对较常见的遗传代谢性肝病，属于常染色体隐性遗传的铜代谢障碍性疾病。目前应用较广的为莱比锡评分诊断标准，涵盖 K-F 环、神经系统症状、Coombs 阴性的溶血、ATB7B 基因突变、血清铜蓝蛋白降低、尿铜升高及肝铜增加 7 个方面，综合评分 ≥ 4 分确诊，该患者在已做的检测方面评分为 6 分，诊断成立。有文献报道肝移植可以改善铜代谢，并且肝移植后 1 个月铜蓝蛋白水平可明显升高，逐渐恢复。该患者肝移植后恢复效果好，铜蓝蛋白恢复正常。

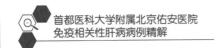

病例点评

　　肝豆状核变性肝病可以表现为肝病的各种形式发病，尤其是儿童及青少年多以急性肝炎或肝硬化起病，以 AIH 表现起病较少见。该例患者在起病后曾考虑 AIH 诊断可能，完善铜蓝蛋白及基因检测，最后肝豆状核变性诊断成立。提示在临床中，如有儿童出现不明原因的急性肝炎或疑似 AIH，基因检测应注意鉴别肝豆状核变性。

参考文献

1. GITLIN J D. Wilson disease. Gastroenterology，2003，125（6）：1868-1877.

2. ALVAREZ F，BERG P A，BIANCHI F B，et al. International autoimmune hepatitis group report：review of criteria for diagnosis of autoimmune hepatitis. J Hepatol，1999，31（5）：929-938.

3. HERMES E M，ZENIYA M，CZAJA A J，et a1. Simplified criteria for the diagnosis of autoimmune hepatitis. Hepatology，2008，48（1）：169-176.

4. 毛家玺，邹游，郭闻渊.肝移植治疗肝豆状核变性的效果观察.临床肝胆病杂志，2017，33（10）：1977-1980.

（张小丹）